認知症早期発見のための

CDR
判定ハンドブック

執筆

目黒　謙一
東北大学大学院教授・高齢者高次脳医学

執筆協力

大谷みち子
大崎市古川地域包括支援センター課長補佐・保健師

大森　志津
大崎市田尻地域包括支援センター技術主幹・保健師

目黒　光恵
東北大学大学院高齢者高次脳医学
大崎市田尻スキップセンター・心理カウンセラー（看護師）

医学書院

認知症早期発見のための CDR 判定ハンドブック

発　行　2008年 9 月15日　第 1 版第 1 刷 ©
　　　　2024年 6 月 1 日　第 1 版第 6 刷
著　者　目黒謙一
　　　　　めぐろけんいち
発行者　株式会社　医学書院
　　　　代表取締役　金原　俊
　　　　〒113-8719　東京都文京区本郷 1-28-23
　　　　電話　03-3817-5600（社内案内）
印刷・製本　横山印刷

本書の複製権・翻訳権・上映権・譲渡権・貸与権・公衆送信権（送信可能化権を含む）は株式会社医学書院が保有します.

ISBN 978-4-260-00656-9

本書を無断で複製する行為（複写，スキャン，デジタルデータ化など）は，「私的使用のための複製」など著作権法上の限られた例外を除き禁じられています．大学，病院，診療所，企業などにおいて，業務上使用する目的（診療，研究活動を含む）で上記の行為を行うことは，その使用範囲が内部的であっても，私的使用には該当せず，違法です．また私的使用に該当する場合であっても，代行業者等の第三者に依頼して上記の行為を行うことは違法となります．

JCOPY　〈出版者著作権管理機構　委託出版物〉
本書の無断複製は著作権法上での例外を除き禁じられています．複製される場合は，そのつど事前に，出版者著作権管理機構（電話 03-5244-5088，FAX 03-5244-5089，info@jcopy.or.jp）の許諾を得てください．

序

　地域在住の高齢者が認知症かどうかの判定は，基礎知識と経験が豊富な保健・看護・介護スタッフが「臨床的認知症尺度」（Clinical Dementia Rating；CDR）を活用すれば，医師でなくてもある程度可能である。また，認知症の原因疾患（アルツハイマー病や血管性認知症など）の診断には専門医の診察が必要不可欠であるが，専門医に提示すべき情報の整理にも CDR が有用である。このように，CDR 判定は，相談を受けた高齢者の状態をどう判断するか迷ったときに情報を整理し，その後に専門医と協力して保健医療福祉の包括的マネジメントに乗せるためのツールとして活用すべきものである。

　筆者が，前著「痴呆の臨床―CDR 判定用ワークシート解説」を上梓してから，4 年になる。「神経心理学コレクション」シリーズということもあって，主に神経基盤・神経心理学的基礎を合わせて専門的に解説したが，「単なるワークシートの解説ではない」という意味で，いろいろな方から評価を頂いた。特に嬉しかったことは，某テスト方式で認知症の重症度を判定していたある地域の保健師の感想文である。

　教育歴の高い高齢者が答えたテストの点数は高く，「問題なし」と判定されていた。しかし訪問した際，家庭生活の水準が以前より低下し「いつもの○○さんではない」ことに気づき，注意して CDR を判定したところ，認知症の早期状態であることがわかった事例。また，逆にテストの点数は低いものの，CDR で観察した日常生活は特に問題がないことがわかり，時期をみてテストで再評価したところ点数がよく，以前の低得点はたまたま体調（機嫌？）が悪かったためであることがわかった事例。この 2 事例を通じて，認知症の診断は日常生活の観察が基本であることが理解できた，というものである。これらの事例は，医師でなくても認知症の基礎知識のある保健師が CDR を利用すれば，独自に判断ができることを示唆している。

　筆者が仕事をしている旧・宮城県田尻町（現・大崎市）での事例である。ある家族が，同居している高齢者の認知症の症状に悩んでいると，わざわざ隣の住民を連れて（！）涙ながらに訴えてきた。しかし，疑問を感じた外来看護師が CDR 判定を行ったところ，認知症ではなく CDR 0.5（認知症疑い）で，特にその家族のいうような症状は認められなかった。その家族は高齢者と折り合いが悪いことが後でわかった。

　忙しい診療の中で，専門医としては，コメディカルの仲間からこのような客観的な情報の提示があれば，これ程ありがたいことはない。認知症に限らず医師の診察全般にとって，信頼できるコメディカルからの情報は「命綱」であるからである。実際，CDR を作成したワシントン大学アルツハイマー病センターの CDR 判定責任者は

ジョン・モリス名誉教授であるが，副責任者は「臨床専門看護師」(Clinical Nurse Specialist)のメアリー・コートである。

　もちろん，忙しい日常業務のなかで保健・看護・介護スタッフが時間をかけて地域の高齢者を評価することは，そう容易ではない。しかしあえて強調したいことは，長年地域で生活してきた個人差の大きい高齢者を，認知症かどうか検討するわけであるから，時間がかかって当然ということである。あたかもリトマス試験紙のように「簡便かつ短時間に」，認知症かどうかを判定できるテストを探し求める態度は，正しくない。

　今回，地域医療の現場でCDRをより活用するために，保健・看護・介護スタッフが独自で判断でき，かつ実用的な「普及版」を作成したつもりである。特に，本文6～8ページに示した「訪問調査票」は，実際に旧・宮城県田尻町において保健師が日常業務として行っている調査票を改訂したものである。対象は，地域在住の高齢者であるが，CDRにより健常・軽度認知障害・認知症状態を判定し，できるだけ早期に保健医療福祉の包括システムをデザインすることを希望する。認知症はその疾患の特性上，多くのスタッフが連携して対処しなければならないからである。ゲーテの名文に，「Die Medizin beschäftigt den ganzen Menschen, weil sie mit dem ganzen Menschen beschäftgt.（医学・医療は人間の総体を扱うものであるから，人間の総体をもって当たらなければならない）」があるが，これが最も当てはまる病気の1つが認知症である。本書が，保健・看護・介護スタッフとかかりつけ医・専門医が協力し合って，地域在住高齢者における認知症の早期発見と，その後の包括的マネジメントのために活用されることを期待している。

2008年8月

東北大学大学院 教授　目黒謙一

第2刷付記：増刷に伴い，2011年3月に発生した東日本大震災に関するコラムを追加した(36頁)。

推薦の言葉

ワシントン大学（セントルイス）臨床専門看護師
メアリー・コート

　臨床的認知症尺度（CDR）は，1979年，Leonard Berg 先生と Charles Hughes 先生によって，米国ミズーリ州セントルイスのワシントン大学における，健常加齢と老人性認知症の縦断研究のために開発された。両先生は臨床神経内科医で，彼らの開発したこの尺度は，臨床医にとって妥当性がある。CDR は信頼性・妥当性を有する全般性の評価尺度である。

　1988年後半に，Berg 先生の同僚である臨床看護師は，看護師における CDR 使用の信頼性の検討を行った（Arch Neurol 1989；46：1210-1211）。臨床および教育の背景として，健康に関する評価方法を学んだ看護師は，正確に信頼性をもって認知症を検出し重症度を判定できると信じていたが，これはいささか革命的なことであった。なぜなら，ほとんどのアルツハイマー病の臨床研究は，特殊なセンターで経験豊かな医師によってなされていたからである。医師以外，コメディカルスタッフが施行した場合の CDR 評価は，まだ信頼性が検討されていなかった。そのため，認知症の診断と重症度判定に関する信頼性が検討された。その結果，臨床看護師と臨床医の間で高い一致率が得られた。これ以降，コメディカルスタッフもアルツハイマー病の臨床治験や地域研究（ナーシングホームなど）において，CDR をうまく活用している。今日では，ワシントン大学・記憶と加齢プロジェクト（Memory and Aging Project；MAP）の臨床看護師は，通常の縦断調査で CDR を活用している。

　この本が，CDR を学習し活用する保健・看護・介護スタッフのために執筆されたことは，感動的である。MAP の看護師は，この本の読者と CDR のヒントを共有したいと思う。CDR 判定の情報は，半構造化面接を通じて得られるが，患者をよく知る介護者の情報は，超早期認知症の発見と経時的変化の記録にとって重要な鍵である。患者と介護者から，記憶，見当識，判断力と問題解決，地域社会活動，家庭生活および趣味・関心，介護状況の6つの下位項目について詳細な情報を聴取することが大切である。臨床家は，不正確な仮説に基づいて CDR を判定しないように，事例を詳細に調べなければならない。時に介護者は患者を守り，わずかな変化のみをほのめかす。臨床家はこのことに敏感になり，背後のあらゆる変化を追跡する必要がある。臨床家は，介護者が患者の能力変化を評価することを助ける。認知機能障害に関連した変化のみが判定され，身体機能の問題に関連した活動の障害は，CDR 判定には考慮されない。臨床家は面接から詳細な情報を収集することが大事で，印象のみに基づいて判定しないようにする必要がある。

CDR は認知症のタイプを評価するには不十分である。半構造化面接は時間がかかり介護者情報も必要なので，スクリーニング法としても不十分である。CDR はアルツハイマー病を念頭に置いている。他の認知症の判定にも用いられているが，例えば言語障害を評価する項目がないなど，不十分な点がある。しかし，それらの限界点を有しつつも，CDR は看護師の仕事と研究にとってきわめて有用である。

推薦の言葉

東京都老人総合研究所 自立促進と介護予防研究チーム 研究部長
本間　昭

　数年前になるが，厚生労働科学研究補助金によってわが国では初めて，アルツハイマー型認知症の診断・治療・ケアガイドラインをまとめたことがあった。それまでに国内外を問わず著されたアルツハイマー型認知症の診断・治療・ケアに関する文献を収集し，診療とケアの実践的な指針の作成を目指した。診断と治療に関しては一定のレベルに達する十分な文献を集積し，一定の評価に堪える指針をまとめることができた一方で，ケアに関しては多数の文献を集めることはできたものの，一定の水準以上のエビデンスと考えられる結果はきわめて乏しいことが明らかになった。このときにはエビデンスに基づく実践的なケアガイドラインを作成することはできなかった。認知症ケアに関する研究がEBN（evidence-based nursing）に馴染むかどうかという論議はあるが，認知症ケアをひとつの研究領域と考えた場合には，まだまだその歴史は若いということができる。

　また，認知症ケアでは，まず生活上の課題，つまりニーズを把握することが求められる。認知症患者本人がそのまま自分の気持ちを表すことができれば，ニーズを把握するうえで役立つが，認知症の場合には，病期が進むに従って言葉を介してのコミュニケーションが困難になることが多い。したがって本人の行動などから本人の気持ちや，何を求めているのか，何を訴えたいのかを判断せざるを得なくなる。そのためには認知機能，ADL（日常生活動作能力），行動としての精神症状をアセスメントする必要がある。確かに生活ニーズを把握するために，従来MDSをはじめとするさまざまなツールが用いられてきた。しかし，それらのすべてが認知症を対象としたツールではなく，認知症にみられるさまざまな特徴をアセスメントするうえで必ずしも十分かつ適切ではなかったといえる。ケアスタッフにとっても十分に使いやすいアセスメントツールが整備されていなかったことも，認知症ケアのEBNが十分とはいえない理由のひとつである。

　認知症ケアの現場においても，認知症のケアプランは大変，という声を聞くことが少なくなく，まさに上記のような現状が反映された結果であろう。近年，わが国では，認知症の人のためのケアマネジメントセンター方式と呼ばれるツールが作成され，厚生労働省が音頭をとり普及に努めている。しかし，本方式の最大の課題として，ニーズをアセスメントする際に必ずしもEBM（evidence-based medicine）あるいはEBNに則った，標準化された方法によっているわけでないことがあげられる。ケアマネジメントの入り口であるニーズのアセスメントでは，可能であれば国内外を通

して広く周知されている方法が使われることが好ましいことは明らかであろう．

　著者が本書で取り上げている CDR は元来，認知症，特にアルツハイマー病の重症度を判定するために今からおよそ四半世紀まえに作成された，本人と，本人の日常生活をよく知っている介護者からの情報に基づいて判断するためのスケールである．著者はわが国で最初に正式に CDR の評価者として原著者のひとりである米国・ワシントン大学の John Morris 教授から認定を受けている．CDR の詳細は本文で述べられているが，最大の特徴は，認知症の症状をアセスメントする際に認知機能障害によってどのような支障が生活にもたらされているかという視点で常に評価を進めていくことにある．この視点は米国精神医学会による認知症の診断基準の考え方にもなっているが，認知症のケアマネジメントを行う際に情報を収集し評価を加えるうえで正に求められている視点ということができる．単純に認知症の重症度が軽度であるということではなく，日中独居であったりすれば，服薬管理や食事摂取にも当然支障があることが CDR を評価するための情報から導き出され，本人の大きな生活上のニーズとなる．CDR を使いこなすためには一定の知識が必要であることは無論であるが，医師を含めた認知症ケアに携わる関係者間でアセスメントを共有するための最強のツールになるのではないだろうか．本書はそのための手引きであり，ぜひ読みこなして欲しい．しかし，CDR にも欠点はあり，最大のものは独居高齢者など本人以外からの情報が限定されている場合にはなかなか CDR の力を発揮することができない点である．しかし，このような場合であっても，常に生活への影響の有無とその程度を念頭に置きつつアセスメントすることが，認知症があっても地域で生活を続けるための必要な支援を考えるために重要であることは間違いない．本書を認知症ケアに関わるすべての関係者に推薦したい．

反省からの学びと CDR の活用

大崎市古川地域包括支援センター
大谷みち子

　今から20年以上も前の話である。私が保健師として就職して間もない頃，Aさんという当時80歳の男性からお嫁さんの不貞行為を心配する相談を受けていた。Aさんは，週に1回程度，多いときは数日続けて私が出勤するのを待っていて，真剣な顔で相談をしにきていた。私は，その話を事実と受け止めており，家庭訪問をしてもお嫁さんに白い目を向けるAさんと，悲しそうな顔をするお嫁さんを，横で見つめるだけで何の確認の術もなく，その状態が数年続いたのであった。いつの頃からかAさんは相談に来なくなった。ある日，Aさんが寝たり起きたりしているという情報が入ったので，様子を見に伺った。Aさんから以前のような笑顔は消え，無表情に近い状態になっていた。爪が伸びていたので，「切りますか？」と爪切りを手渡したところ，外してあった義歯を切ろうとした行為を見て私は愕然とした。今頃になってAさんは認知症であり，お嫁さんの不貞行為はAさんの妄想だったということがわかったのである。

　もっと私に認知症の正しい理解があったなら，他の日常生活の事柄をも確認し，Aさんの訴えが認知症の症状として出ているのかもしれないことを，家族に伝えられていたかもしれない。それだけでも家族は安心し，対応に変化が起き，本人の周辺症状にも何らかの影響を出せたのではなかったかと悔やまれる。地域での身近な相談役である保健師は，困りごとをただ聴くだけではなく，たくさんある情報からいかにポイントを整理するかということ，もしくは情報が少ない場合は，他の必要な情報をいかに引き出すかということが重要になってくる。あらゆる疾患に共通することとは思うが，特に認知症に関しては，その情報の適切な整理と，次に繋げるスキルが大切であると思う。そして，医学的にきちんと原因疾患を確認し，治療できることはすべきであるし，さらに，地域全体での「認知症の正しい理解」の普及こそが質のよいケアを進めていくために必要不可欠であると心から感じている。

　介護保険制度の改正で，2006（平成18）年度に「地域包括支援センター」が創設された。センターは，要支援1，2の介護予防支援や特定高齢者のケアマネジメント業務に忙殺されている現実はあるものの，高齢者の総合相談や権利擁護などの重要な役割を担う場である。センターには，さまざまな相談が寄せられるなか，認知症が疑われる相談事例も少なくない。特に権利擁護の対象は，判断能力が低下した高齢者が多く，上でも述べた通り，相談を受けた側の情報の整理と判断のスキルが特に重要になる。通常の会話も普通にやりとりでき，日常生活は自立しているのだが，「何か

ちょっと気になる」という場合や，家族が日常の出来事をあれこれまとまりなくたくさん話してくる場合などの情報の整理に，私はCDR判定ワークシートに基づいた整理表を利用している．しかし，CDRを活用するには，事前に認知症の基本的な知識や理解が必要なことはいうまでもない．そのための研修会への参加や関係スタッフなどで勉強会を重ねることも大切な時間である．

正確な情報は医療スタッフ同士を"信頼"という絆で結んでくれる

東北大学大学院高齢者高次脳医学／大崎市田尻スキップセンター
目黒光恵

　患者へ，よりよい医療ケアを提供したい。プロとしての自分の判断に自信をもちたい。それは，医療職に携わる者であれば，誰しもが願うことだと思います。しかし，日本の類をみない急激な老年人口の増加は，医療スタッフを忙殺するスケジュールを生み出してしまっているのが現状ではないでしょうか。社会の認知症への関心が高まっていくなかで，介護職の離職率も上昇しているのです。

　このような厳しい環境のなかで，家族が患者を連れてみえたとき，最初に出会った医療者が素早く，正確に認知症の諸病状を判断し，必要な援助のアドバイスをし，関連機関へ連絡してくれたら，患者・家族にとってどんなに心強いことでしょうか。

　さて4年ほど前の事となります。米国のワシントン大学でCDRについて学ぶ貴重な体験をしました。その期間中に私が最も驚いたことの1つは，このCDRを作ったモリス教授が看護師に寄せていた深い信頼です。私はその頃，認知症の診断は医師の仕事であり，看護師自ら，「この患者さんは，こういう症状で，今こういう状況ですから，病気は……」などと話している光景は予想外だったのです。モリス教授はその看護師の情報を参考にし，必要な確認作業をしてミーティングとなりました。その際，モリス教授と看護師の（若くてベテランには見えない方でした）判断が違わない事実を前にさらに衝撃を受けました。それは「医療の基礎知識さえあれば私も同じことができるかもしれない！」との希望をもったからです。実際CDR判定を自ら行うことで，認知症の診断と重症度判定を情報として整理することができるようになってきたと思っています。

　さまざまな医療現場のスタッフは，それぞれに専門性があり，それ故に意見の食い違いによる距離を感じる場面を体験することがあります。誤解を恐れずに言うなら，患者さんを目の前にした際，医師はまず病気を診断し，看護師はそれに伴う症状の看護を第一と考えるといったように。しかし，患者の速やかな回復を願うのは全く同じです。それ故に，正確な情報聴取から得た情報は共有の宝物なのだと思います。それらが前述の医師と看護師とを信頼という絆で結んでくれていたのではないでしょうか。

　CDRを活用して得る情報はひとりの人間を全般的に観察するので，頭を駆使し心を込めて聴取することで，正確な情報となり，医療スタッフそれぞれを信頼でつなぐ情報ツールになり得ると私は思います。

目　次

はじめに：こんな相談が寄せられた―どのように考え，どう対処するか？　1

第1章　基礎知識　13

1. 認知症の定義　13
2. 認知症の評価法　15
3. 臨床的認知症尺度（CDR）　16
4. 認知症診断の手順　18
   1）複数の認知機能障害…18　　2）せん妄やうつ状態などの除外…19
   3）社会生活の水準低下…20

第2章　CDR判定の実践　21

1. CDR各群のイメージ　21
   1）CDR 0…21　2）CDR 0.5…21　3）CDR 1…21　4）CDR 2…22　5）CDR 3…22
2. CDR判定のポイントと理論的根拠　22
   1）記憶…23　2）見当識…25　3）判断力と問題解決…26　4）地域社会活動…27
   5）家庭生活および趣味・関心…27　6）介護状況…28
3. CDR判定ルール　29
4. 地域特性を考慮した質問表とCDRの関連　31

第3章　CDR 1＋の場合―認知症と判定されたらどうするか？　37

1. 包括的介入の方針　37
2. 各原因疾患の特徴　38
   1）アルツハイマー病…38　2）血管性認知症…41　3）皮質下血管性認知症…43
   4）レビー小体型認知症…46　5）前頭側頭葉変性症…47

第4章　CDR 0.5 の場合—軽度認知障害(MCI)と判定されたらどうするか？ —— 49

1. MCI の概念 —— 49
2. 認知機能と生活障害の特徴 —— 51
3. 認知症への移行と包括的介入の方針 —— 52

第5章　こんな相談が寄せられた—どのように考え，どう対処するか？ —— 55

事例1 —— 57
事例2 —— 65
事例3 —— 72
事例4 —— 75
事例5 —— 78
事例問題解答集 —— 81

おわりに：認知症患者の QOL　87

引用文献　91

索引　95

● コラム ●

田尻プロジェクトとは　12
東日本大震災における活動—あらためて CDR 判定の重要性を痛感　36
CDR—コメディカルに有用なツール　48
CDR—情報の整理と，足りない情報をどう引き出すか　54
田尻式 CDR（野菜作り）　86

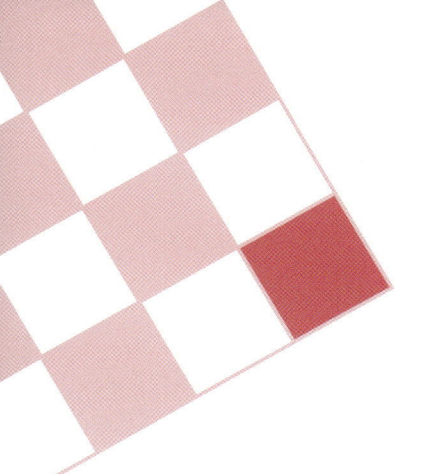

はじめに
こんな相談が寄せられた―どのように考え、どう対処するか？

　以下は、実際に旧・宮城県田尻町（現・大崎市）に相談があった事例をもとに、個人情報を修正したものである。各々の事例に対して、以下の問いについて、これから相談先に訪問する際に聞くポイントや、その後の対処方針について、自分なりに回答できるであろうか？　そして、専門医に必要な情報を提供し、各事例を中心に保健医療福祉の包括システムをデザインできるであろうか？

> 問1．相談情報の整理と、それから予想される臨床的認知症尺度（Clinical Dementia Rating；CDR）判定は？　つまり、認知症かどうか？
> 問2．実際に訪問する際に、どのような点に注意して情報を整理するか？
> 問3．考えられる状態は？
> 問4．今後留意する点は？

事例1・Aさん　女性　68歳　高校卒。夫と2人暮らし

【相談内容】　夫より

　Aさんは高校卒業後、和裁の専門学校を出ている。和裁と俳句が趣味。高血圧のため、4年前より通院中である。昨年より、ときどき物忘れがあり、最初は「単なるど忘れ」と思ったが、続いているので心配である。遊びに来たお客さんの名前がすぐ出てこなくなった。先日は火の消し忘れがあり、鍋を焦がした。高血圧の薬を飲み忘れたこともある。近所で行われている俳句の会に、定期的に参加しているが、最近少し億劫になり、違う日に会場に行ってしまったこともある。スーパーでの買い物は、計算も間違うことはないし、掃除や洗濯などの家事も一応こなしている。あまり夫が物忘れを指摘するので、気分がふさぎ込んでいる日もある。TVや映画でアルツハイマー病のことを報道しており、Aさんも自分がそうではないか、進行予防のために「○○療法」をするべきかどうか、悩んで夫が相談にきた。

事例2・Bさん　女性　75歳　　短大卒。夫・長男夫婦・孫1人の5人暮らし

【相談内容】 嫁より

　3年前頃から物忘れが出てきた。穏やかな口調ではあるが、何度も同じことを聞いてくる。もともと料理好きのため昼食を作るが、鍋を焦がすことも多くなって、夫から叱られる。それに対して「もう年だから、鍋の1つや2つ焦がすこともあるわよ。」と明るく答える。また、近所のスーパーに買い物に行くが、計算を間違えたり、買って来た生ものを冷蔵庫にきちんとしまえないようになった。ゴミ捨てにもスタスタと早足で行くものの、ときどき曜日を間違えることが増えた。また、「うちの嫁がごはんを作らない」などと事実と異なる話を周囲に言ったりすることがあり、近所の人からその話を聞いた嫁はとてもショックであった。Bさんは、趣味の生け花の会にも行きたがらないようになり、家事もゴミ捨て以外はあまりしたがらないようになった。10年前から高血圧のため通院中であるが、内服中の3種類の薬の残数がバラバラで、以前のBさんとは違うと感じた嫁が相談に来た。

事例3・Cさん　男性　62歳　　大学卒。妻・長男夫婦・孫1人の5人暮らし

【相談内容】 妻より

　Cさんは、会社の経営をしながら、絵画や音楽を趣味としていて、最近まで自作の絵画を展覧会に出品したりするなど、意欲的であった。8年前から高血圧と糖尿病のために通院中であったが、58歳のときに、急に右手に力が入らなくなり、救急病院で診察を受けた。軽い脳梗塞という診断を受けたが、大きな麻痺もなく、特に介護も必要なく暮らしていた。物忘れも目立たなかった。しかし、2年前に再発作を起こして再入院となった。右上下肢に軽い麻痺があるものの、ゆっくりならば身の回りのことは1人で可能であったため、2か月で退院した。しかし、退院した頃より、物忘れが目立つようになった。また今日が何月何日なのか、不確かになった。家族も、Cさんの言葉が聞き取りにくくなったため、意思疎通が上手くいかず、つい怒ってしまいがちとのことであった。Cさんは口数も少なくなり意欲も低下し、周囲への関心もなくなった。また、ひげそりや着替えなども、自分からはしようとしなくなった。家の中の部屋に引きこもりがちになってしまい、このままでは本当に動けなくなるのでは……と心配した妻が相談に来た。現在の血圧は、通常で160/95 mmHg、空腹時血糖は150 mg/dL位である。

事例4・Dさん　男性　80歳　　大学卒，妻・長男夫婦の4人暮らし

【相談内容】妻より

10年前から高血圧のために通院中である。3年前頃から，夜寝ているときに突然大声をあげることがあったが，妻は「寝ぼけている」と思っていた。その頃より，少しずつ物忘れがみられるようになり，歩いていても転びやすくなった。一度頭を打ったが，意識消失はなし。昨年頃からさらに物忘れが進行し，家族で外食に出かけたことも忘れるようになった。日付の感覚もおかしくなり，ときどき道にも迷うようになった。お金の計算もできなくなった。それまで趣味にしていた将棋の仲間の集まりにも行かず，家の中でボーッと過ごすようになった。しかし，夕方になると，「嫁が夜になると隣の家に出かけてその旦那と会っている」と言うようになった。また，実際にはないのに，テレビの下に小さな子どもがいる，柱の所にヘビがいるなどといかにもリアルな話をするため，家族は気味が悪くなり疲れ果て，宗教家に相談しようかどうか悩んでいる。調子のよいときは，にこやかにしているなど，波がある。身体に麻痺はないのだが，手指の振るえや小刻み歩行のため，月に数回転倒することがある。そのため，着替えなどに時間がかかり，ときどき手伝う必要がある。昨日は，玄関の段差でつまずいてしまった。

事例5・Eさん　女性　63歳　　大学卒，留学経験あり。1人暮らし。近くに兄と妹が住んでいる

【相談内容】　妹より

Eさんは，高学歴で留学経験もあり，英語が得意であった。また，清潔好きであった。結婚はせず，定年近くまで遠方の会社の管理職として働きながら1人で暮らしていた。特に病気はしたことがない。2年ほど前より，仕事の計画が上手く立てられなくなった。軽い物忘れもみられたが，本人は全く意に介さない様子であった。日付や場所の感覚は特におかしくはない。また，他人の小物を持ち帰るなど，近所とのトラブルで警察沙汰になることも出てきた。そのため，妹に連絡が入り，定年を待たずに地元に戻って暮らすことになった。意思疎通は可能であるが，表情があまりなく，言葉も単調になってきた。服装や髪型が乱れたままでも無頓着になった。自分がこうと決めた行動に関して，他人の意見を聞こうとしない。もともとEさんは優しい人だったのに，と兄妹たちも嫌になり，あまりEさんの家に行かなかった。久しぶりに家を訪ねてみると，家の中は散乱していて食事を作っている様子もなく，コンビニなどから買ってきたと思われる弁当の空き箱がたくさんあった。トイレットペーパーがトイレだけではなくドアの前などにいくつもいくつも重なっていることも気になった。また最近，近所で，配達された牛乳が飲まれてしまう事件があり，Eさんが飲んでいるとの情報もあった。

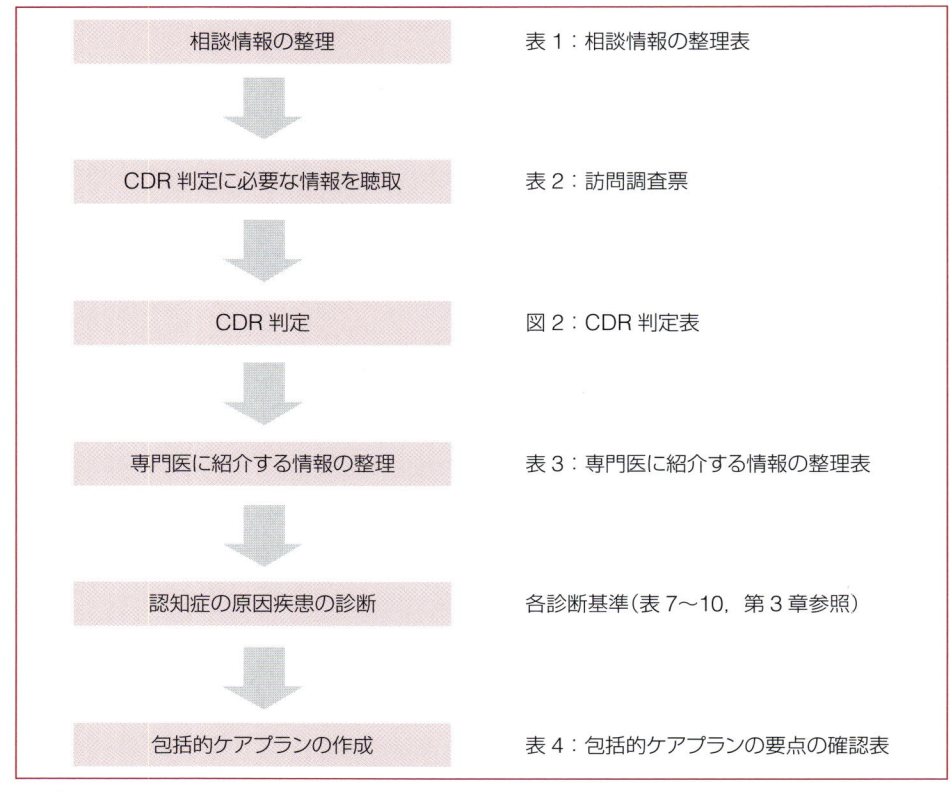

図1 相談情報からの流れ

　本書の目的は，実際の地域の保健医療福祉の現場で，このような相談事例が寄せられた場合，どのように考え，どう保健医療福祉の包括システムをデザインすべきかについて，1つの考え方を提示するものである。それは，**図1**に示すように，以下の5段階からなるプロセスからなる。

① まず，よせられた相談を**表1：相談情報の整理表**に基づいて整理する。その際，対象者の生活歴その他も聴取する。生活歴・職業・趣味は，心理社会的介入の内容を考える際に参考になること，学校教育年数は，それにより MMSE（Mini-Mental State Examination）(Folstein et al. 1975) などの心理検査のカットオフ値が異なる[1]ので，必要不可欠の情報である。性格変化や脳卒中の既往の有無は，認知症の原因疾患を探るうえで必要な情報であるので，必ず専門医に提供してほしい[2]。

② 次に，実際に訪問して**表2：訪問調査票**に基づいて CDR 判定に必要な情報を聴取する。

---

[1] MMSE の点数は，教育年数の影響を受ける。尋常小学校（6年）であれば 17/18（すなわち，17点以下が認知症疑い，18点以上が健常），尋常小学校高等科（8年）であれば 20/21，女学校や旧制中学（10年）であれば 23/24 である。

[2] 人格変化は前頭側頭型認知症に特徴的である。脳卒中の既往がある場合，認知症との時間的関係が重要である。詳しくは第3章参照のこと。

表1 相談情報の整理表

CDR項目	観察ポイント	相談情報から聴取できる要点	CDR予想
現疾患・既往歴	医療機関名，受診回数や方法，服薬は管理できるか。現在飲んでいる薬は何か。		
記憶	同じ話を繰り返さないか。さっきのことを覚えているか。大きな出来事を覚えているか。物忘れはいつ頃からか。		
見当識	日付・曜日・時間の感覚。道に迷わないか。		
判断力と問題解決	お金の計算，新聞やテレビの内容を理解しているか。会話はスムーズか。		
地域社会活動	地域の中での役割が以前と比べどうか。地域の関わりはどうか。皆と会うのが億劫か。		
家庭生活および趣味・関心	以前，行っていた趣味や興味のあったことが今はどうか。料理や掃除など家事はできているか。得意料理を作るのが億劫か。部屋の様子はどうか。		
介護状況	排泄，更衣，身だしなみなどはどうか。化粧やひげそりなどはどうか。介護は受けているか。		

生活歴

幼少期	出生地，実家の職業，家族関係，最終学歴	
青年期	最終学歴，職業，結婚，戦争体験など	
中高年	家族関係，子どものこと，転居など	
老年期	退職時のことなど	

最も長く従事していた仕事は？（　　　　　　）
学校教育年数は？（　　　）卒業，（　　　）年
趣味は？（　　　　　　）
もともとの性格は？　　　　性格変化(有・無)
脳卒中の既往(有・無)　有の場合，いつか（　　）年（　　）月

　　　　③ CDRを**図2：CDR判定表**に基づいて，総合的に判定する（**図2-2**を書き込み用に活用するとよい）。
　　　　④ CDR 1+（認知症）の場合，まず地域のかかりつけ医に相談する。そして，**表3**：専

表2　訪問調査票

記憶

家族からの情報

普段の生活において，物忘れがありますか
　　　□ はい　　□ いいえ
もしあるなら，それは一貫して毎日（もしくは数日おきに）続くことですか
　　　□ はい　　□ いいえ
昨年に比べ，記憶が幾分悪くなりましたか
　　　□ はい　　□ いいえ
物忘れは，それまで行っていた生活に支障をきたすほどですか
　　　□ はい　　□ いいえ
数週間前の大切な出来事（例えば旅行，家族の結婚式など）を，きちんと覚えていますか
　　　□ 覚えている　　□ 出来事は覚えているが，細かい部分は忘れている　　□ 出来事自体を忘れている
遠い昔の大切な記憶（例えば誕生日，結婚した日，仕事をしていた場所など）を，完全に覚えていますか
　　　□ 覚えている　　□ ときどき忘れる　　□ いつも忘れている
ここ数日間に起こった出来事で，当然○○さんが覚えているはずのことを教えてください
いつ，どこで，だれと，なにがあったか（日時・場所・人物・出来事）
　　
　　
　　

3～4週間前にあった出来事で，当然○○さんが覚えているはずのことを教えてください
　　
　　

評価：<u>赤ペン</u>で，本人の答えの正しい部分に○を，誤った部分に×をつけ，誤った内容を書き加える。

本人への質問

1. 記憶や考えることに問題があると感じますか？　□ はい　　□ いいえ
2. 先ほど，ご家族から，ここ数日間に起こったある出来事をお聞きしました。それを教えてください
　　　いつ，どこで，だれと，なにがあったか（日時・場所・人物・出来事）
　　　□ おおむね正しい　　□ たまに誤り　　□ ほとんど誤り
3. 同様に，ここ3～4週間前にあった出来事をお聞きしました。それを教えてください
　　　□ おおむね正しい　　□ たまに誤り　　□ ほとんど誤り
4. 今から私が，人の住所と名前を言いますので，少しの間覚えておいてください。私が「はい」と言ったら，覚えた言葉を言ってください（全てを覚えるまで最大6回反復）
　　　仙台市，青葉通，4丁目，佐藤，太郎[*1]
　　　何回ですべて覚えたか　（　　　）回　その後，<u>見当識の項目を聞く</u>
5. 先ほど覚えていただいた住所と名前は何でしたか？
　　　□ すべて思い出した　　□ 1～2個の情報欠落　　□ ほとんど誤り

見当識

家族からの情報

日にちを聞かれたら正しく答えられますか
　　　□ いつも答えられる　　□ ときどき答えられないことがある　　□ まれに答えられる
　　　□ ほとんど答えられない
いろいろな出来事の，時間的順序（先週の出来事と，先月の出来事の順序）を理解できますか
　　　□ いつも理解できる　　□ ときどき理解できない　　□ 理解できない
慣れた場所で正しい道を見つけられますか（近所の買い物や，用事などで道に迷わない）
　　　□ いつも迷わない　　□ ときどき迷う　　□ 迷う
家の中で迷わず移動できますか（トイレや自分の部屋，台所との行き来など）
　　　□ いつも迷わない　　□ ときどき迷って自分の部屋がわからない　　□ いつも迷うので，誘導が必要

家より遠い所，例えば，田尻から鳴子温泉へどうやって移動するか説明できますか
　　　□ いつも答えられる　　□ ときどき答えられないことがある　　□ まれに答えられる
　　　□ ほとんど答えられない

本人への質問
1. 今日の日付と季節を教えてください　　　　　　年　　　　月　　　　日　　　　曜日，季節は
2. 時計を見ずに何時ごろか答えてください　　　　　　時ごろ
3. ここは何県の何町ですか？　　　　　県　　　　　町
4. この部屋は家の中のどこにあたりますか？　何階の何という部屋ですか？　　　　　階
5. 田尻から鳴子温泉まで電車でどうやって行きますか？（「小牛田で乗り換え」と答えれば正解）*2　行き方

判断力と問題解決

家族からの情報
家庭内の緊急事態への対処（水道の水漏れ，小さい火災など）
　　　□ 以前から対処は上手ではない　　□ 以前と変わらず対処している（元栓を締めて，水道局に電話するなど）
　　　□ 少し下手になった（心配なので，家族が確認している）　　□ 全く対処できない
買い物
　　　□ 以前からしていない　　□ 以前と変わらず行っている　　□ 付き添いが必要，後から家族がお金を払う
　　　□ 全くしなくなった
財産管理や仕事上の処理（保険・商売上の取引などの能力）
　　　□ 以前からしていない（自主的に息子などに譲った場合も含む）
　　　□ 以前と変わらず行っている（心配なく任せられる）　　□ 少し低下（心配なので，家族が確認している）
　　　□ 全くしなくなった

本人への質問
1. 少しお金のことを聞きます。5円玉がいくつあると100円になりますか？　回答
2. これから2つの言葉を言いますが，それらの違いを教えてください。例えば，砂糖と酢はどちらも調味料ですが，甘いとすっぱいという味の違いがあります。それでは川と運河（または用水路）の違いは何ですか？
　　　a. 川は自然のもの，運河は人工的なもの（用水路→農業用としても可）　b. その他（　　　　　　　　）
3. 次も2つの言葉を言います。今度はそれらの似たところ，共通することを教えてください。例えば，鉛筆とペンは「筆記用具」や「字を書くものである」ということです。それではニンジンとジャガイモは何ですか？
　　　□ 野菜（2）　　□ 食べられるもの，生物，料理するものなど（1）
　　　□ 適切でない答え（例，買えるもの），間違いなど（0）
4. これから，ある出来事が起きたらどうするか尋ねますので，適切だと思う行動をお答え下さい。
　　① 近所の家が火事になっているのを見つけたらどうしますか？（回答1つの場合「他にもありますか」と質問）
　　　　□ 消防署や警察署に通報する（1）　□ 近所の人に知らせる（1）　□ その家の人を助ける（1）
　　　　□ 火を消す（1）　□ その他（　　　　　　　　）
　　② 借りてきた傘をなくしたら，どうしますか？（回答1つの場合「他にもありますか」と質問）
　　　　□ 代わりのものを返す・弁償する（1）　□ 知らせる・謝罪する（1）　□ その他（　　　　　　　　）
　　③ 封がされたままの郵便封筒を拾ったらどうしますか？　それには宛名が書いてあって，切手も貼ってあります。
　　　（警察・落とし主のみ回答した場合「他にもありますか」と質問）
　　　　□ 投函する・郵便局に届ける（2）　□ 警察に届ける，落とし主を探す（1）
　　　　□ その他（　　　　　　　　）

地域社会活動

家族からの情報
移　動
　　　□ 電車，バス，タクシー，自家用車に乗って遠方にも出かけている
　　　□ 近隣とは行き来している　　□ 家の周辺のみ（散歩など）　　□ 屋内のみ
農作業などで使う道具の手入れや後始末
　　　□ 以前からしていない　　□ 以前と変わらず行っている　　□ 少し低下（心配なので，家族が確認している）
　　　□ 全くしなくなった

（つづく）

表2 訪問調査票（つづき）

近所の方とのお茶のみ・老人会の活動など
　　□ 以前からしていない　　□ 以前と変わらず自分から行っている　　□ 他の人に勧められれば，参加する
　　□ 全くしなくなった
もし，ある人がご本人の行動を見た場合，その人がご本人を病気だと思うほどの行動をすることがありますか
　　□ はい　　□ いいえ

家庭生活および趣味・関心

家族からの情報

料　理
献立を考えること　　□ 以前からしていない　　□ 以前と同様にできる　　□ 低下
味付けと盛り付け　　□ 以前からしていない　　□ 以前と同様にできる　　□ 低下
包丁などの道具使用　□ 以前からしていない　　□ 以前と同様にできる　　□ 低下
賞味期限，冷蔵庫の中を清潔に保つこと　　□ 以前からしていない　　□ 以前と同様にできる　　□ 低下

火気の取り扱い
　　□ 以前からしていない　　□ 以前と変わらず1人で行っている
　　□ ときどき失敗するので，家族とともに行う　　□ 危なくてさせていない

掃除・洗濯
　　□ 以前からしていない　　□ 必要な範囲で，すべて1人で行っている
　　□ 1人で行うが不十分，後からやり直しが必要　　□ 全くしなくなった

電　話
　　□ 以前と変わらず行っている　　□ 少し低下（心配なので，家族が確認している）
　　□ 本人だけではできないので，家族が手伝っている　　□ 全くしなくなった

服薬管理
　　□ 以前から服薬していない　　□ 以前と変わらず行っている（心配なく管理できる）
　　□ ときどき飲み忘れがあるので，家族が確認している　　□ 自分でできず，家族が管理している

テレビや電子レンジ・炊飯器などの操作
　　□ 以前からしていない　　□ 以前と変わらず行っている　　□ 少し低下（心配なので，家族が確認している）
　　□ 全くしなくなった

趣　味
　　□ もともと趣味はない　　□ 以前と変わらず行っている　　□ 少し低下　　□ 全くしなくなった

介護状況

家族からの情報

食　事
　　□ すべて1人で行っている　　□ 自分自身で摂取するが，促しが必要。または食事中，汚すことがある
　　□ 1人で食べることはできるが常に汚すので，介助が必要　　□ 常に介助

排　泄
　　□ すべて1人で行っている　　□ ときどき誘導あるいは後始末に介助が必要
　　□ まれに失禁（尿失禁　便失禁）　　□ 頻繁（週に数回以上）に失禁する（尿失禁　便失禁）

入　浴
　　□ すべて1人で行っている　　□ 声がけ・誘導を必要とする。自分でできるがしようとしない
　　□ 浴槽の出入りや洗髪などに，一部介助を要する　　□ すべて介助が必要

衣類の着脱
　　□ すべて1人で行っている　　□ 自分でできるが，衣類を用意する必要がある　　□ 一部介助を要する
　　□ すべて介助が必要

整容（化粧，髪や爪の手入れ，ひげそりなどの身だしなみ）
　　□ すべて1人で行っている　　□ 声がけ・誘導を必要とする。自分でできるがしようとしない
　　□ 一部介助を要する　　□ すべて介助が必要

---

*1 「対象高齢者が在住している地域に，比較的近い町に住んでいる人」のイメージ。田尻では，例えば仙台市が候補。それぞれの地域で，どの町が適切か検討すればよく，仙台市にこだわる必要はない。
*2 鉄道やバス1本ではなく，乗り換えの判断ができるかどうかがポイント。対象者の地域に応じて，適切な訪問先を検討すればよく，鳴子温泉にこだわる必要はない。

CDR	0	0.5	1	2	3

	障害				
	なし 0	疑い 0.5	軽度 1	中等度 2	重度 3
記憶 (M)	記憶障害なし 軽度の一貫しない物忘れ	一貫した軽い物忘れ 出来事を部分的に思い出す良性健忘	中程度記憶障害 特に最近の出来事に対するもの 日常生活に支障	重度記憶障害 高度に学習したもののみ保持，新しいものはすぐに忘れる	重度記憶障害 断片的記憶のみ残存する程度
見当識 (O)	見当識障害なし	時間的関連の軽度の困難さ以外は障害なし	時間的関連の障害 中程度あり，検査では場所の見当識良好，他の場所で時に地誌的失見当	時間的関連の障害 重度，通常時間の失見当，しばしば場所の失見当	人物への見当識のみ
判断力と問題解決 (JPS)	日常の問題を解決 仕事をこなす 金銭管理良好 過去の行動と関連した良好な判断	問題解決，類似性差異の指摘における軽度障害	問題解決，類似性差異の指摘における中程度障害	問題解決，類似性差異の指摘における重度障害	問題解決不能
			社会的判断は通常，保持される	社会的判断は通常，障害される	判断不能
地域社会活動 (CA)	通常の仕事，買物，ボランティア，社会的グループで通常の自立した機能	左記の活動の軽度の障害	左記の活動のいくつかにかかわっていても，自立できない 一見正常	家庭外では自立不可能	
				家族のいる家の外に連れ出しても他人の目には一見活動可能に見える	家族のいる家の外に連れ出した場合生活不可能
家庭生活および趣味・関心 (HH)	家での生活，趣味，知的関心が十分保持されている	家での生活，趣味，知的関心が軽度障害されている	軽度しかし確実な家庭生活の障害 複雑な家事の障害，複雑な趣味や関心の喪失	単純な家事手伝いのみ可能 限定された関心	家庭内における意味のある生活活動困難
介護状況 (PC)	セルフケア完全		奨励が必要	着衣，衛生管理など身の回りのことに介助が必要	日常生活に十分な介護を要する 頻回な失禁

〔Morris JC. The Clinical Dementia Rating(CDR): Current version and scoring rules. Neurology 1993；43：2412-2414； 目黒謙一．痴呆の臨床：CDR判定用ワークシート解説．医学書院，2004，p.104 より，以下判定表はすべて同様〕

図2 臨床的認知症尺度（CDR）の判定表

門医に紹介する情報の整理表に基づき，専門医と連携して，各診断基準によって，認知症の原因疾患を診断する。

⑤ 表4：包括的ケアプランの要点の整理表を参考に，包括的ケアプランを作成する。この包括的ケアプランの要点は，筆者の関連病院で実際に行っているものである（目黒，石崎ほか，2003）。すなわち，脳-心理・身体-社会を貫くBio-Psycho-Socialなモデルに基づくものである[3]。

---

3 WHOではBio-Psycho-Socio-Spiritual modelに基づき，健康を身体的・精神的・社会的・霊的に活力ある状態であると提唱している。「霊的」健康については，話がずれるのでここでは述べない。

CDR	0	0.5	1	2	3
	障害				
	なし 0	疑い 0.5	軽度 1	中等度 2	重度 3
記憶 (M)	記憶障害なし 軽度の一貫しない物忘れ	一貫した軽い物忘れ 出来事を部分的に思い出す良性健忘	中程度記憶障害 特に最近の出来事に対するもの 日常生活に支障	重度記憶障害 高度に学習したもののみ保持，新しいものはすぐに忘れる	重度記憶障害 断片的記憶のみ残存する程度
見当識 (O)	見当識障害なし	時間的関連の軽度の困難さ以外は障害なし	時間的関連の障害 中程度あり，検査では場所の見当識良好，他の場所で時に地誌的失見当	時間的関連の障害 重度，通常時間の失見当，しばしば場所の失見当	人物への見当識のみ
判断力と問題解決 (JPS)	日常の問題を解決 仕事をこなす 金銭管理良好 過去の行動と関連した良好な判断	問題解決，類似性差異の指摘における軽度障害	問題解決，類似性差異の指摘における中程度障害 社会的判断は通常，保持される	問題解決，類似性差異の指摘における重度障害 社会的判断は通常，障害される	問題解決不能 判断不能
地域社会活動 (CA)	通常の仕事，買物，ボランティア，社会的グループで通常の自立した機能	左記の活動の軽度の障害	左記の活動のいくつかにかかわっていても，自立できない 一見正常	家庭外では自立不可能 家族のいる家の外に連れ出しても他人の目には一見活動可能に見える	家族のいる家の外に連れ出した場合生活不可能
家庭生活および趣味・関心 (HH)	家での生活，趣味，知的関心が十分保持されている	家での生活，趣味，知的関心が軽度障害されている	軽度しかし確実な家庭生活の障害 複雑な家事の障害，複雑な趣味や関心の喪失	単純な家事手伝いのみ可能 限定された関心	家庭内における意味のある生活活動困難
介護状況 (PC)	セルフケア完全		奨励が必要	着衣，衛生管理など身の回りのことに介助が必要	日常生活に十分な介護を要する 頻回な失禁

図2-2　臨床的認知症尺度（CDR）の判定表（書き込み用）

表3 専門医に紹介する情報の整理表

臨床経過
　物忘れが始まった時期　（　　　　　　　）：発症日を同定　□ できる　　□ できない
　その後の経過　□ 急性　　□ 緩徐進行性　　□ 変動性
　脳卒中発作　□ あり　　□ なし
　　発作がある場合：□ 前から物忘れあり　　□ 脳卒中前は正常，発作後3か月以内に物忘れ
　人格変化　□ あり　　□ なし
　頭部外傷の既往　□ あり　　□ なし

血管性危険因子の状況
　　大量飲酒　　□ あり（　　）合/日（　　）年　　□ なし
　　高血圧　　　□ あり（　　　　）年間　　□ なし
　　脂質異常　　□ あり（　　　　）年間　　□ なし
　　糖尿病　　　□ あり（　　　　）年間　　□ なし
　　心臓病・Af　□ あり（　　　　）年間　　□ なし
　　服薬管理状況　□ 飲み忘れあり　　□ 管理良好
　　受診日のミスなど　□ 目立つ　　□ 目立たない

神経学的所見（要点）
　脳神経所見
　　眼球運動障害（特に下方視）　□ あり　　□ なし
　　構音障害・嚥下障害　□ あり　　□ なし
　運動・感覚系
　　錐体路系：片麻痺　□ あり（左・右）　□ なし
　　錐体外路系：パーキンソニズム（振戦・筋固縮・寡動・後方突進）　□ あり　　□ なし
　　感覚の左右差　□ あり　　□ なし
　　両下肢遠位部の感覚低下（振動覚）　□ あり　　□ なし
　反射
　　反射の左右差　□ あり（左・右）が亢進　　□ なし
　　異常反射（Babinski）の有無　□ あり　　□ なし
　ひとりで靴下を　□ 脱げる　　□ 脱げない
　起立・歩行状態
　　小刻み歩行　□ あり　　□ なし
　自律神経
　　神経因性膀胱：失禁　□ あり（尿・便）　　□ なし

表4 包括的ケアプランの要点の整理表

A. 脳神経	① 薬物療法	
	② 心理社会的介入	
B. 身体面	① 合併症	
	② ADL	
C. 社会面	① 家族	
	② 地域	

本書では，まず第1章で認知症の基礎知識について述べる。この基礎知識は是非マスターして欲しい部分である。次に第2章でCDR判定のポイントを理論的根拠とともに述べる。第3章では，CDR 1＋（1以上：認知症）と判定された場合について，認知症の原因疾患について解説し，第4章では，CDR 0.5として判定される軽度認知障害（mild cognitive impairment；MCI）について，若干「田尻プロジェクト」（現・「大崎－田尻プロジェクト」）の研究結果を含めて解説する。そして最後の第5章に，「はじめに」で提示した5つの事例についてどのように考えるか，実際の訪問の記録ももとに判断の流れを示し，包括的ケアプランの要点を示すことにする。

・コラム・　田尻プロジェクトとは

　1988（昭和63）年，旧・宮城県田尻町（現・大崎市）が「田尻プロジェクト」〔地域における脳卒中・痴呆（当時）・寝たきり予防プロジェクト，現「大崎－田尻プロジェクト」〕を発案し，県を介して東北大学に協力の要請を行った。大学ではこれを受けて複数のワーキンググループを始動させた。本プロジェクトは，地域における保健・医療・福祉の連携を進めるという画期的なものであった。

　1991（平成3）年，65歳以上の在宅高齢者全員（約2,300人）に対して「脳卒中・痴呆の予防対策・寝たきりゼロの対策」に関するアンケートの悉皆調査が実施された。その結果，認知機能検査から疑われる認知症の有病率は推定8％であるのに対し，家族からみて認知症が思い当たるのは5％にとどまった。また，福祉サービスを利用したことがあると答えたのはわずか2％であった。農業中心で，住居環境と家族のサポートが充実しているという地域特性もあるものの，家庭訪問を通して，身体機能上は「寝たきり」となっているのに「寝かせきり」となっている場合も数多く認められた。また，物忘れについては放置するという回答が3割にのぼった。

　調査結果を分析する中で「脳卒中・痴呆・寝たきり予防センター（仮称）」設立の提案がなされ，1997（平成9）年4月，国保診療所を有する保健・医療・福祉の統合型施設「田尻町スキップセンター」（現・大崎市田尻スキップセンター）が開設された。

　同センターで予防のさまざまな試みが始まるのに伴い，「現時点における有病率の確認→予防活動に対する数年後の評価が重要」という考えから，まず1998（平成10）年11月～2000（平成12）年3月，1,654名対象の大規模有病率調査が実施された。これは脳検診と神経心理学的検査を含み，認知症の有無・原因疾患ならびにCDRを判定するもので，調査の結果，65歳以上の8.5％が認知症，30.2％がCDR 0.5（軽度認知障害）であった。また認知症の原因疾患では，脳血管障害を伴うアルツハイマー病が多い傾向が認められた。

　次いで2003（平成15）年，有病率調査当時，認知症ではなかった高齢者群（CDR 0および0.5）がどのくらい認知症になっているのか，発症率調査を実施した。その結果，CDR 0および0.5全体の11％が認知症を発症していた。さらに，CDR 0.5から1以上に悪化，つまり認知症を発症した群と，発症しなかった群との差異を検討したところ，同じCDR 0.5状態でも，その下位分類によって認知症への移行率が重なることが確認された。

　こうした一連の調査結果の目的は，あくまでその成果を保健・医療・福祉の活動に役立てることにある。例えば調査の結果，CDR 0群（健常高齢者群）では，認知機能に対する加齢の影響はほとんど認められなかった。いっぽう，0.5群は0群に比較して認知機能が低く，また数年後に認知症に移行する例が含まれていた。つまり「加齢に伴い認知機能が低下する」「認知症は年のせいだから仕方ない」という誤解は，0.5群と0群を分離しないことから生じている可能性が大きい。こうした認識は，医療はもとより行政の施策や適切なケアの出発点になるといえる。

（エーザイ株式会社『Signal View PLUS』より引用改変）

1 基礎知識

> **ポイント**
>
> ● ボケと認知症は違う。「ボケ」は一般用語であるが，「認知症」は病気であり，医学用語である。また「認知症」は，認知障害のために生活に支障をきたした状態であるが，腹痛という状態の原因に，胃潰瘍や胃癌があるように，その原因疾患はさまざまである。認知症の評価には，日常生活の観察に基づく観察法と，心理検査としての質問法があるが，観察法を基本に，質問法を補助的に用いることが大切である。

1 認知症の定義

　高齢社会を迎えて，有病率の高い認知症に対して，世間の関心は高い。しかし，認知症に対する正しい理解が十分浸透しているかというと，必ずしもそうとはいえない。「ボケ」と「認知症」は違う。「ボケ」は一般用語で定義がないが，「認知症」は医学用語であり，一言でいえば，「病気」である（**重要公式1**）。

　ある高齢者が心臓の病気になったとして，「胸が苦しい」と訴えれば，周囲は心配するであろうし，脳卒中の後，上肢が麻痺している高齢者に，「なぜ手を動かさないの！」と怒る人はまずいないであろう。しかし認知障害のある認知症患者に対しては，「なぜ何回言ってもわからないの！」と周囲は怒ってしまう。これは認知症，特にアルツハイマー病の初期の記憶障害が，手足の麻痺とは違って目に見えにくい「障害」であること，言葉の能力が比較的保たれるために，一見病気とは思われにくいためである。

　また，認知症について講演をすると，「私も最近，物忘れがひどいので，ボケたのかしら？」などと周囲を笑わせようとする人がいるが，認知症は家族にとっても本人にとっても負担が大きく，場合によっては「家族の崩壊」をもたらす深刻なものなのである。故に，「脳の病気である認知症を，笑い話にするな！」と強調しておきたい。

```
┌─────────────────────────────────────────────────────────────┐
│  脳の病変もしくは脳に影響する全身疾患  →  認知機能の障害（複数ドメイン） │
│       （画像診断・血液検査）                （心理検査）        │
│                          ↓                                   │
│                  社会生活の水準低下                           │
│                   （日常生活の観察）                          │
│              急性・一過性の状態（せん妄）を除外                │
└─────────────────────────────────────────────────────────────┘
```

図3　認知症の定義

重要公式1▶

- ボケ≠認知症
- 認知症＝脳の病気

※病気である認知症を，笑い話にするな！！

　認知症とは，図3に示すように，①脳の病変もしくは脳に影響する全身疾患があって，②記憶や言語など，脳の認知機能が複数，後天的に障害された状態[4]が慢性に持続[5]し，③その結果，社会生活の水準の低下をきたした「状態」をいう。その原因は，神経変性疾患[6]や脳血管障害，頭部外傷[7]，脳に影響を与える全身疾患[8]などさまざまである。①と判断するためには画像診断や血液検査，②のためには心理検査[9]，③のためにはCDRに代表されるような観察法を用いて日常生活を観察することが必要不可欠である。

　また，同じアルツハイマー病という病気であっても，脳の中に病変が蓄積していく過程で，いまだ病変が水面下のために，外に現れる「臨床状態」としては「健常」であることもあれば，軽度認知障害(mild cognitive impairment；MCI)状態(第4章参照)のこともあり，さらには認知症状態のこともある。このように，「病気」と「状態」の2つの軸で考えなければならない。

---

[4] 後天的な異常：一度獲得された知能が後から障害された状態。精神発達遅滞の患者が高齢を迎えても認知症とはいわない。
[5] 慢性に持続：対義語は急性・一過性で，その状態を意識障害(せん妄)という。
[6] 神経変性疾患：神経細胞が障害を受ける原因不明の疾患群。アルツハイマー病はこの1つ。
[7] 行政用語で「高次脳機能障害」と呼ぶが，正しくは「外傷性認知症状態」である。ちなみに学術用語としての「高次脳機能障害」は，脳損傷に起因する認知機能障害全般を指し，この中には失語・失行・失認のほか記憶障害，注意障害，遂行機能障害などが含まれる。
[8] 甲状腺機能低下症，ビタミンB_1・B_6・B_{12}低下症，低酸素脳症などである。これらの疾患のほとんどは「治癒」可能であるので，保健医療福祉現場の認知症患者の原因疾患ではないかどうか，確認が不可欠である。
[9] よく用いられる心理検査としては，記憶検査としてWechsler記憶検査(WMS-R)，Alzheimer's Disease Assessment Scale(ADAS)，知能検査としてWechsler知能検査(WAIS-R)などがある。筆者らは，重度認知症の場合，精神年齢が測定できる田中ビネー式知能検査も用いている。

表5 軽度認知障害と認知症の関係

	認知障害	生活の支障
健常	なし	なし
軽度認知障害	あり	なし
認知症	あり	あり

認知障害により，社会生活の水準が低下した状態が認知症。
何とか生活できていれば軽度認知障害。

　ここで，軽度認知障害（MCI）と認知症の基本的な理解であるが，表5に示すように，認知障害があってそのために日常生活に支障をきたしている状態が認知症（それが定義），認知障害があるものの何とか社会で生活できている状態がMCI，ということができる。要するに，認知症の認知症たる所以は，「世間の中で，ひとりで生きて行けないこと」である。だからこそ，社会問題になるのである。

重要公式2 ▶
・認知症
＝ひとりで社会生活を営むことができない。

2　認知症の評価法

　認知症の最も大きい特徴の1つは，本人の自覚が乏しいこと[10]である。腹痛があって消化器科を受診したり，胸痛があって循環器科を受診したりするのとは大きく異なり，認知症の自覚があって，本人が神経内科や精神科の専門医を受診に行くということはまずあり得ない。「年のせい」と思っている場合がほとんどである。したがって，家族が専門医に相談に来たときには，病気の症状はかなり進行していることが多い。そのため，認知症が疑われる症状を，同居している家族がいかに早く見つけることができるかが，その後の対応のために大切となる。

　認知症の評価には，大きく2つの方法がある。1つは，日常生活を観察して判定する観察法であり，その代表的なものが「臨床的認知症尺度」（Clinical Dementia Rating；CDR）である（Morris, 1993）。一方，質問をして判定する方法が質問法（いわゆる心理検査）であり，その代表的なものがMini-Mental State Examination（MMSE）である（Folstein et al, 1975）。観察法は高齢者に「テストされた」という心理的な負担を与えず，日常の生活を評価でき，心理検査のように年齢や教育歴などの影響を受けない利点がある。しかし，判定者が介護に疲れている家族などの場合，見方が大げさになったり，偏ってしまったりするという欠点がある。

---

[10] 専門的には「病態失認」の用語をあてはめる場合もある。患者によっては，特に初期に自覚がある場合がある。その場合，周囲との意思疎通のずれから不安を伴い「病識」はないが「病感」があることもある。

一方，質問法は，客観性の高い検査得点が得られる利点があるが，検査者が熟練していない場合，「テストされた」という心理的負担を与えかねないこと，必ずしもその得点が日常生活を反映していないこと，得点が年齢と教育年数の影響を受けること(Meguro, Shimada et al, 2001)などに注意する必要がある。もちろん，熟練した心理士が行う場合や，医療者側があたたかい雰囲気を欠かさない場合は，心理検査室が患者の悩みや不安の相談の場ともなり，非常によいラポールが形成され，検査がスムーズに施行できるだけでなく，その後の心理的援助につながる場合が少なくない。

実際の保健医療福祉の現場では，観察法と質問法を組み合わせて行うことが多いが，認知症はその定義にもある通り，社会生活の水準低下をきたす状態であるので，生活の観察があくまで基本である。観察法の重要性について，世界的に権威ある医学雑誌，JAMAの論文中の名文(Consensus conference, 1987)を以下に紹介する。

"The best diagnostic test is a careful history and physical and psychological examination by a physician with a knowledge of and interest in dementia and the dementing diseases. Such an evaluation is time-consuming, but nothing else can replace it. (最良の認知症診断テストは，認知症とその原因疾患について知識と関心をもった主治医による，ていねいな病歴の聴取と身体・心理両面の診察である。これは時間がかかるが，これに勝る他の方法はない)"

つまり，巻頭言でも述べたように，認知症の診断は生活の観察が基本であって，時間がかかるのである。リトマス試験紙のように「簡便に，短時間に」認知症かどうかを判定しようとする態度は誤りである。認知症でなくても高齢者の場合，長い人生サイクルを簡単に評価できるわけがないし，自分が患者の立場であったならば，当然時間をかけてじっくりと診て欲しいと思うであろう。保健医療福祉従事者は，謙虚にていねいに，愛情をもって，患者を診ていくことが大切だと筆者は痛感している。

> **重要公式3** ▶
> ・認知症の診断は，生活の観察が基本。
> ・できるだけ短時間に，簡便にわかるテストを追求する態度は誤り。

3 臨床的認知症尺度(CDR)

臨床的認知症尺度(CDR)は，観察法の代表的なものであり，評価表は世界各国ですでに多く用いられている。日本語版の表は本間らによってはじめて翻訳され(大塚ほか，1991；音山ほか，2000)，判定用ワークシートは，ワシントン大学アルツハイマー病センターでCDR判定医の資格を取得した筆者によって，翻訳された(目黒，2004)。筆者らの研究グループは，1988年より旧・宮城県田尻町(現・大崎市)とともに，脳卒中・認知症・寝たきり予防プロジェクト(大崎-田尻プロジェクト)を施行しているが，CDRは，特に認知症を重要視しはじめた1996年より活用している(Ishii et al, 1999)。

前掲のCDR判定表を再度示す(図4)。記憶，見当識，判断力と問題解決，地域社

CDR	0	0.5	1	2	3

	障害				
	なし 0	疑い 0.5	軽度 1	中等度 2	重度 3
記憶 (M)	記憶障害なし 軽度の一貫しない物忘れ	一貫した軽い物忘れ 出来事を部分的に思い出す良性健忘	中程度記憶障害 特に最近の出来事に対するもの 日常生活に支障	重度記憶障害 高度に学習したもののみ保持,新しいものはすぐに忘れる	重度記憶障害 断片的記憶のみ残存する程度
見当識 (O)	見当識障害なし	時間的関連の軽度の困難さ以外は障害なし	時間的関連の障害中程度あり,検査では場所の見当識良好,他の場所で時に地誌的失見当	時間的関連の障害重度,通常時間の失見当,しばしば場所の失見当	人物への見当識のみ
判断力と問題解決 (JPS)	日常の問題を解決 仕事をこなす 金銭管理良好 過去の行動と関連した良好な判断	問題解決,類似性差異の指摘における軽度障害	問題解決,類似性差異の指摘における中程度障害 社会的判断は通常,保持される	問題解決,類似性差異の指摘における重度障害 社会的判断は通常,障害される	問題解決不能 判断不能
地域社会活動 (CA)	通常の仕事,買物,ボランティア,社会的グループで通常の自立した機能	左記の活動の軽度の障害	左記の活動のいくつかにかかわっていても,自立できない 一見正常	家庭外では自立不可能 家族のいる家の外に連れ出しても他人の目には一見活動可能に見える	家族のいる家の外に連れ出した場合生活不可能
家庭生活および趣味・関心 (HH)	家での生活,趣味,知的関心が十分保持されている	家での生活,趣味,知的関心が軽度障害されている	軽度しかし確実な家庭生活の障害 複雑な家事の障害,複雑な趣味や関心の喪失	単純な家事手伝いのみ可能 限定された関心	家庭内における意味のある生活活動困難
介護状況 (PC)	セルフケア完全		奨励が必要	着衣,衛生管理など身の回りのことに介助が必要	日常生活に十分な介護を要する 頻回の失禁

図4 臨床的認知症尺度(CDR)の判定表(再掲)

会活動,家庭生活および趣味・関心,介護状況の6項目について,健常(CDR 0),認知症疑い(CDR 0.5),軽度認知症(CDR 1),中等度認知症(CDR 2),重度認知症(CDR 3)に評価し,総合判定を行う。

ところで,CDRによる評価は,その後の保健医療福祉マネジメントのプランを考えるための「手段」であって,判定それ自体が「目的」ではない。脳の病気の進行によって,健常・軽度認知障害(MCI)・認知症という,いろいろな状態を示すが,その病気の程度を判断する「手段」として,観察法が適切ということである。臨床的にCDR 0(健常)であっても,すでにアルツハイマー病の病変が脳内に蓄積していることはあり得るし,実際,年間CDR 0の5%程度は,認知症状態に移行する。ワシント

ン大学グループでは，この状態を「臨床症状をきたす前段階のアルツハイマー病」（preclinical Alzheimer disease）(Price et al, 1999)と呼んでいる。CDR 0.5 の状態であれば，年間 10〜15％程度，3 年間で 18％程度が認知症状態に移行するという報告がある(Daly et al, 2000 ; Meguro, Yamaguchi et al, 2004 ; Meguro, 2007)。

4 認知症診断の手順

　CDR は，厳密には認知症の診断がついた場合の重症度診断である。しかし CDR 1 以上の場合，結果的に以下に示す「診断基準」とよく一致するので，本論では，高齢者が認知症かどうかを保健・看護・介護スタッフも判断できる尺度という意味で「診断基準」としても用いることにする[11]。

　認知症の診断基準としては，WHO による「精神および行動の障害・臨床的記述と診断ガイドライン第 10 版」(The ICD-10, 1993)や，アメリカ精神医学会による「精神疾患の診断と統計のためのマニュアル・改訂第 3 版および第 4 版」〔DSM-ⅢR(American Psychiatric Association, 1987), DSM-Ⅳ(American Psychiatric Association, 1994)〕がよく知られている。アメリカ神経学会による，認知症診断基準の信頼性・妥当性に関する報告(Knopman et al, 2001)では，診断基準として DSM-ⅢR を推奨している。DSM-Ⅳでは独立した認知症の診断基準がなく，アルツハイマー病や血管性認知症の診断基準の共通項目として挙げられているからである。

　CDR に基づき CDR 1 以上，すなわち「認知症状態」と診断された場合，次にその原因疾患の鑑別診断を行う。図 5 にその手順を示すが，認知症状態の診断と，その原因疾患の鑑別診断の 2 段階からなるこのプロセスは，国際的に認められているものである(Corey-Bloom et al, 1995)。以下に順に説明を加える。

1）複数の認知機能障害

　まず，高齢者の日常生活の観察から，複数の認知機能障害が疑われるかどうかを検討する。CDR 判定のポイントは後述するが，記憶については日常生活に支障をきたす最近の出来事記憶の障害があるかどうか，見当識については時間的関連の障害だけでなく，場所の障害もみられるかどうか，日常の問題解決能力や金銭管理に問題がないかどうかなど，1 つずつていねいに，観察する。社会生活の観察だけでは複数の認知機能障害が明らかではない場合，心理検査を補助的に用いる。また複数の認知機能障害が認められない場合でも，定期的にフォローアップするほうがよい。

---

[11] ただし場合によっては，認知症の原因疾患の診断基準（例えばアルツハイマー病における NINCDS-ADRDA 基準，表 7, ☞ 40 ページ参照）を満たした後，重症度判定を CDR で行った場合，結果的に CDR 0.5 となる場合があることに注意する。

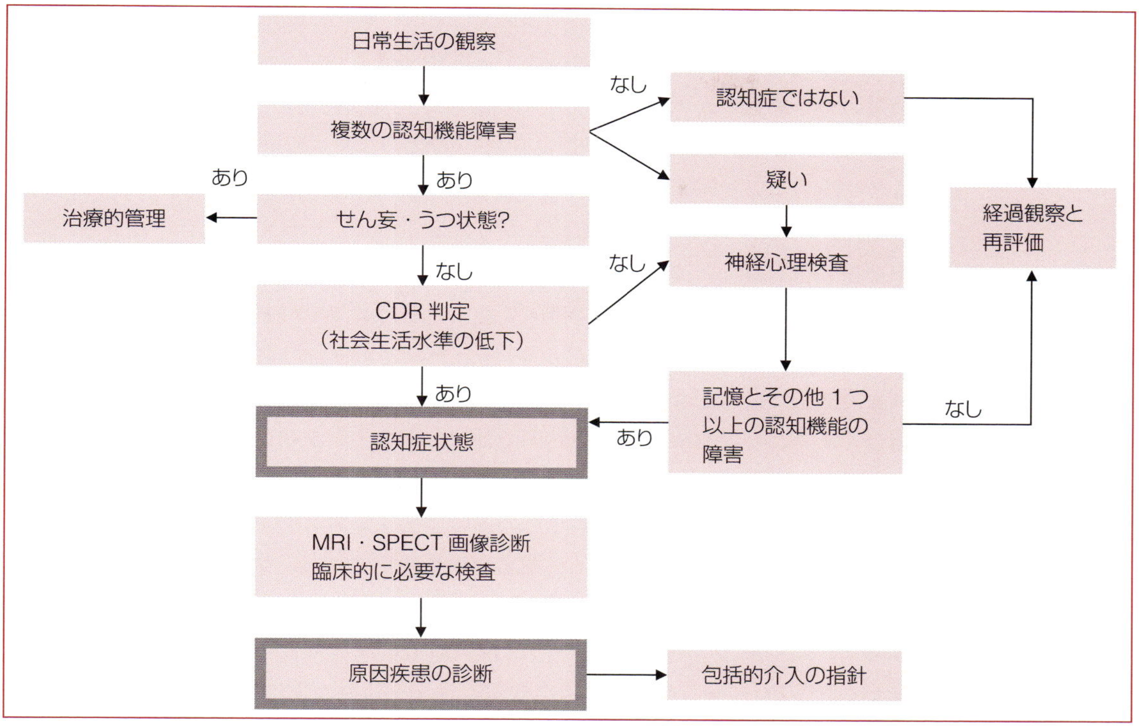

図5　認知症診断の手順

(Corey-Bloom J, et al. Neurology 1995 ; 45 : 211-218 による)

2）せん妄やうつ状態などの除外

　意識の障害には，「覚醒度」の障害と，「内容」の障害があるが，一過性で可逆性の内容の障害がせん妄である。せん妄は睡眠の障害，幻覚[12]や錯乱を伴うことが多いが，睡眠の障害を伴う場合，日中は覚醒せずに傾眠しがちであるものの，夜間にせん妄がみられることが多い。この状態を特に「夜間せん妄」という。幻視はせん妄においてよくみられる症状である。

　臨床的に重要なのが，薬剤せん妄である（目黒ほか，1991）。具体的には抗コリン系の頻尿治療剤，ベンゾジアゼピン系睡眠薬は，せん妄をきたしやすいので，投与には効果とのバランスを考慮するなど，注意が必要である。

　一方，うつ状態は気分障害に分類される精神障害で，不安や焦燥感が目立つことが多い。その場合，思考の速度が低下するため認知症と間違われやすいが，時間をかければ答えられる場合があるので，注意が必要である。

12　幻覚：対象なき知覚のこと。

3）社会生活の水準低下

そして，複数の認知機能障害が疑わしい場合，せん妄やうつ病を除外したうえで，社会生活の水準低下があるかどうかを観察する。すなわち，健忘症（例えばヘルペス脳炎）のように，記憶障害だけが強い場合，「ひとりで社会生活を営むこと」が困難になるとは限らない。例えば，図形・空間などの認識能力（視空間性機能）や言語に問題がない場合，時計を見たりメモを読んだりできるので，一日の予定を詳しく書いたメモを部屋の壁に貼っておき，時計を見ながらその予定表通りに生活することができる。また，言語の障害を示す失語症も，必ずしも社会生活の水準が低下するとは限らない。筆者が外来で診察を行ったとき，「自分の妻が自分の言葉の代わりを行っている」旨，話していた患者がいた。また，そもそも社会の中で一日話さなくても困らない場合もあるし，言葉の通じない外国では，一種の失語症状態になってしまうが，何とか生活はできるであろう。

このように，記憶や言語の障害それのみでは必ずしも社会生活の水準低下をきたすとは限らない。しかし，認知症は，健忘症や失語症よりも，記憶や言語の障害のみをみれば比較的軽いことが多いものの，明らかに「ひとりで社会生活を営むこと」が困難である。この能力を判断するには，「仮に街中に連れて行った場合，ひとりで対処行動をとれるか」（もちろんそのようなことは実際に行ってはならないが）をイメージするとよい。記憶や言語などの部分的な認知機能障害の単純な組み合わせに還元して説明できないものが，「社会適応能力」である[13]が，まさにその障害が認知症の認知症たる所以である。

---

[13] かつてはこの能力を「知能」と呼んだ。現在は「知能」というと，操作的に「知能テスト」で測定される能力のことを定義する場合があるので，筆者は「社会的知能」「社会的知性」と呼んでいる。

2 CDR 判定の実践

1 CDR 各群のイメージ

　CDR 判定について細かく解説する前に，全体のイメージを以下に述べる。個々の項目の評価は大切であるが，全体の印象を把握しておくことも重要だからである。

1) CDR 0

> 健常高齢者。たまに，火の消し忘れなどの物忘れがあったとしても，それが毎週・毎月のように，一貫して認められるわけではない。また，久しぶりに会った人の名前が出てこなくても，誰かから言われれば「あ，そうだった」と思い出すことができる。家庭や地域における生活も，「本人らしさ」が保たれており，社会の中で，ひとりで生きていくことができる。

2) CDR 0.5

> 認知症疑い，もしくは軽度認知障害（MCI）。軽い物忘れがあり，それが毎週，もしくは毎月のように，一貫して認められる。"家族で旅行に行った"などの「出来事の枠組み」は保たれており，旅行に行ったこと自体を忘れるわけではない。したがって，生活に支障をきたすほどではない。自分で物忘れを自覚しているとは限らないが，家族に物忘れを指摘されて，憂うつになっていることもある。「年のせい」と思われていることがほとんどである。自分では，家電製品の使い方が不得手になったり，地域における行動範囲が狭くなったりする自覚がある。しかし，何とかひとりで生活することができる。

3) CDR 1

> 軽度認知症。物忘れがあり，「出来事の枠組み」が障害され，家族で旅行に行ったこと自体を忘れてしまう。「財布を嫁が盗った」などの物盗られ妄想や，話を

作って取り繕うことがみられる場合もある。したがって，生活に支障をきたすほどの物忘れがある。今日の日付が不確かで，たまに道に迷うこともある。家庭生活は，明らかに以前に比べて低下しており，ひとりで生活することができない。地域の老人会にも，ひとりで参加することができない。しかし，久しぶりに会った遠い親戚には，異常を気づかれないこともある。家族に連れられて，物忘れ外来を受診するレベル。

4) CDR 2

中等度認知症。物忘れがひどく，昔のことしか思い出せない。今日の日付はわからず，道にも迷う。簡単な家事を手伝うことはできるが，服の着替えやトイレは，介助が必要である。家庭の外の活動，老人会への参加などはきわめて難しい。認知症専門病院に，入院しているレベル。

5) CDR 3

重度認知症。記憶が断片的なもののみで，今日の日付や，ここがどこかもわからない。家庭内で，ひとりで生活することは不可能である。失禁があるためオムツを使用している。福祉施設に入所しているレベル。

2　CDR判定のポイントと理論的根拠

> **ポイント**
> - CDRは，記憶，見当識，判断力と問題解決，地域社会活動，家庭生活および趣味・関心，介護状況の6項目について，日常生活の観察をもとに評価する方法である。最も重要な項目は，記憶と家庭生活であり，近時エピソード記憶と，日常生活における遂行機能の能力がおのおの関連する。

　地域在住の高齢者を訪問する際，日常生活は自立していて会話も普通であるが，何か気になる，あるいは認知症かどうか判断に迷う場合，CDRを利用して情報を整理することが有用である。すなわち，多くの情報を下位項目により整理したり，何を聴けばよいのかよくわからない場合，下位項目により情報を引き出したりすることが可能で，整理した情報で，高齢者の全体の状態が理解できるからである。具体的には**表2**（☞6～8ページ）に示した訪問調査票を活用すると情報の取りこぼしが少なくてよ

2. CDR 判定のポイントと理論的根拠

い。この調査票は，旧・宮城県田尻町（現・大崎市）で保健師が地域で日常業務として行っている実態把握票を活用しつつ，CDR 判定に有用な情報も聴取することを目的に作成したものである。以下に，説明を加える。

1）記憶

❶ 判定のポイント

ポイントは，CDR 判定表の，CDR 1 に記載されている「最近の出来事に対するもの」「日常生活に支障」の箇所であるが，きわめて簡潔明瞭な表現である。それはまさに，近時エピソード記憶の障害と，それによる日常生活の水準低下のことであり，認知症，特にアルツハイマー病の初期に認められる記憶障害がそうであるからである。CDR 0.5 の場合は，エピソードの枠組みが何とか保たれているが，細かい物忘れがある。判定表では「出来事を部分的に思い出す良性健忘」と記されている。「ど忘れ」は健常（CDR 0）でもみられることがあるので，毎日でなくても，「一貫した」物忘れがみられることも CDR 0.5 の特徴である。

表2：訪問調査票では，「家族からの情報」で，普段の生活の物忘れがあり，それが一貫して続き，昨年に比べて記憶が悪くなったために，生活に支障をきたすほどであるとチェックされれば，CDR 1 のレベルである。数日前，3〜4週間前の出来事を記載し，出来事の枠組みが保たれない場合が CDR 1，何とか枠組みが保たれるのが CDR 0.5 である。「本人への質問」では，単語再生は，不正解が多いのが CDR 1，ヒントや再生が有効なのが CDR 0.5 である。

❷ 理論的根拠

記憶とは，個体が，環境世界のなかで生活していくために，過去の経験を現在・未来に活用するために貯蔵している情報である。記憶は，記銘（覚えること），保持（覚えた内容を保つこと），再生（思い出すこと）の3つのプロセスからなる。再生はさらに，「自由再生」（ヒントなしで思い出すこと），「手がかり再生」（ヒントありで思い出すこと），「再認」（いくつか提示されたものから正解を選択すること）に分けられる。

図6に示すように，記憶はその内容により，3つのプロセスに意識の関与が必要である「陳述記憶」，意識の関与が必要ではない「手続き記憶」に分類され，「陳述記憶」はさらに，その時と場所に関係する「エピソード記憶」（いつ，どこで，誰と，何を，どのようにしたかという記憶。日記に書くような一期一会の記憶）と，それを超えた知識としての「意味記憶」に分けられる。また，保持時間の長さからは，「即時記憶」，「近時記憶」，「遠隔記憶」に分類される[14]。

健常高齢者の物忘れは，日常生活におけるエピソードの枠組みは保たれており，細

---

[14] 心理学的には，即時記憶を「短期記憶」，近時記憶・遠隔記憶を合わせて「長期記憶」と称する。したがって，介護保険の主治医の意見書にある「短期記憶障害」の項目は誤りで，「近時記憶障害」とすべきである。

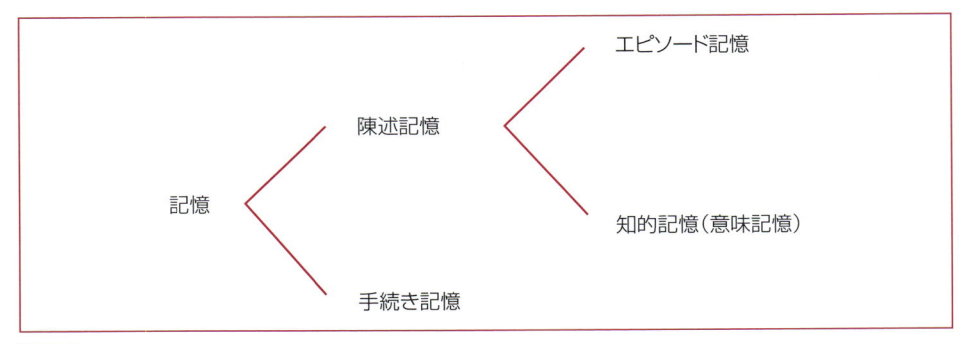

```
                    ┌─ エピソード記憶
            ┌─ 陳述記憶
記憶 ─┤            └─ 知的記憶（意味記憶）
            └─ 手続き記憶
```

図6 記憶の分類

かい情報については，たとえ自由再生が滞ることがあっても，手がかり再生や再認ができることが特徴である。すなわち，「言われればそうだった」と思い出せる。

それに対して，認知症，特にアルツハイマー病の場合，「即時記憶」が比較的保たれており，「いま」の会話はできるものの，明らかな「近時記憶障害」を示し，「さっき」のことを忘れてしまう。しかし「むかし」の「遠隔記憶」はよく保たれていて，繰り返し同じことを話してしまう。健常高齢者でも，エピソードの一部を「再生」できないものの「再認」できる場合はよく経験されるが（例：家族で旅行したときのホテルの名前や，献立の内容など），明らかにエピソードそのものが欠損する（例：家族旅行をしたこと自体を忘れる）ことはない。このことを，「近時エピソード記憶のまとまった欠損」と表現する（**重要公式4**）が，これがまさに，アルツハイマー病の記憶障害の特徴である。また意味記憶は教育歴が高い場合，比較的保持される。遠隔記憶については，感情的に印象の強いもの（戦争体験や移民体験，肉親の死などの喪失体験など）は残るが，必ずしも正しいとは限らない。その一方で過去に修得した作業などの「手続き記憶」は比較的保たれる（例：意味がわからずに編み物をし続ける）。

重要公式4 ▶

CDR 1 の記憶障害
＝近時エピソード記憶のまとまった欠損

記憶の時間

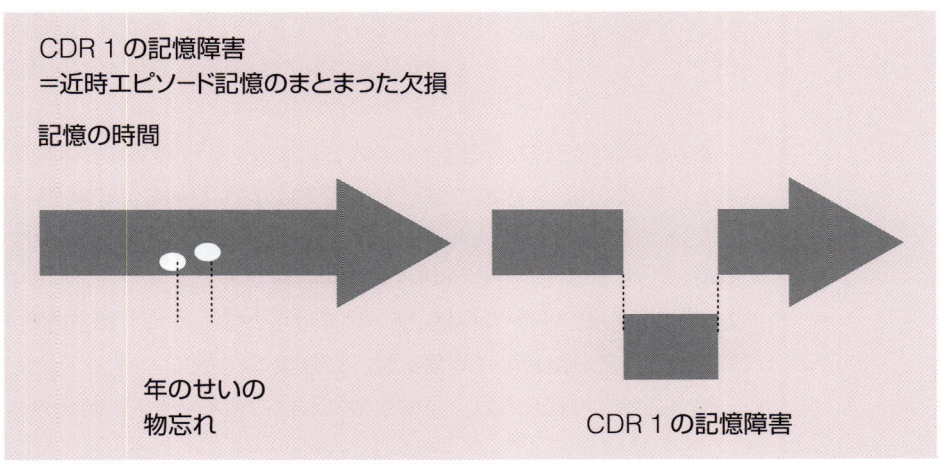

年のせいの物忘れ　　　　　　　　　　　CDR 1 の記憶障害

CDR 0.5 の場合，エピソード記憶の枠組みは何とか保持されているものの，情報が部分的に欠けている。しかし再認が何とか可能である。

前交通動脈の脳動脈瘤破裂によって生じやすい前脳基底部健忘[15]の場合，エピソード記憶の要素は保存されるものの（したがって再認は良好），それを時と場所の関連において再構成できないという現象が認められる（例：ある出来事の内容は正しいものの，それが昨日だったか，1週間前だったか，どこで起こったかわからない）。この時間的順序関係の障害は，CDR判定表では見当識の項目に記載されているので注意が必要である。今が何月何日かという時間の見当識が保たれていても，時間の文脈記憶が障害される場合がある。

2）見当識
❶ 判定のポイント

ポイントは，CDR 1が時間の見当識障害を示すものの，心理検査場面では場所の見当識は良好（例：ここが病院であると答えられる），しかしときどき，生活場面では，方向定位や道順，地誌的記憶の障害を示すことがあること，である。検査場面においても，例えばここが病院であることが理解できなくなれば，CDR 2である。CDR 0.5では，時間の見当識障害が軽度みられるのみであるが，上述した時間の文脈記憶の障害が認められる場合もある。

表2：訪問調査票では「家族からの情報」の第3問は道順障害を，第4問は方向性定位障害を，「本人への質問」の第5問は地誌的記憶能力を尋ねている質問である。CDR 0.5は時間的順序の困難さがみられるものの，それ以外に問題はない。CDR 1はさらに時間の見当識障害がみられる。検査場面ではここがどこかは答えられるが，日常生活上，ときどき道に迷ったりすることがある。

❷ 理論的根拠

個体が，環境世界の中で生活していくために必要な，人的および物的「関係性」の感覚的理解が見当識である。CDR判定に関係するのは，時間・場所の見当識であるが，時間の文脈記憶も関係する。

よくみられる誤解であるが，時間の見当識とは，日付の記憶ではない（**重要公式5**）。健常人でも突然，「今日が何月何日か」と問われれば間違うことがある。時間の見当識とは，春夏秋冬，月の上旬・中旬・下旬，一日のなかの朝・昼・夕方・夜という，リズムのなかのどこにいるかの感覚である。したがって，「今の季節は何ですか」と自由再生で聞くよりも，「今は春夏秋冬のどれですか」のように再認で聞くほうが，記憶に負担をかけずに，見当識を評価できる。

場所の見当識の障害には，実地の行動の障害，すなわち道順障害と，地誌的関係を表現する能力（地誌的記憶能力）の障害の2つがある。道順障害は，家の中で，自分の部屋やトイレに行けない，などの方向性定位障害から，通い慣れた道がわからなくなる状態までを含む。地誌的記憶能力は，例えば自分の家から隣の町までどうやってバ

---

[15] 前頭葉基底部の障害によって引き起こされる健忘症。

スと電車で行くか，などを聞きつつ，地理的関係を言葉で表現できるか，もしくは図に描いて示せるかを問う。CDR判定上は道順障害・地誌的記憶障害の両方を場所の見当識として取り扱う。ここでも時間の見当識と同様，場所の名前の記憶（例：病院や住所の細かい名前）を聞かないようにする。例えば，「ここは，病院ですか，学校ですか，お寺ですか」などのように再認法を用いる。

重要公式5 ▶ ・見当識≠日付や場所の記憶

3）判断力と問題解決
❶ 判定のポイント

ポイントは，CDR 1は類似性[16]・差異[17]の質問には明らかな障害を示すものの，「社会的判断」は，比較的保たれることである。「社会的判断」に関しては，**表2：訪問調査票**「本人への質問」にもあるように，Cognitive Abilities Screening Instrument (CASI)(Teng et al, 1994)の中の質問を利用することも1つの方法である。すなわち，
  1) 近所の家が火事になっているのを見つけたらどうしますか？
  2) 借りてきた傘をなくしたら，どうしますか？
  3) 封がされたままの郵便封筒を拾ったらどうしますか？ それには宛名が書いてあって，切手も貼ってあります。

の3つの質問である。それらの「社会的判断」ができるかどうか，家族に質問したうえで，本人にも質問する。CDR 0の場合，ほぼ6点満点，CDR 0.5は5点，CDR 1は3ないし4点，CDR 2は1ないし2点，CDR 3は0点という分布を認めるので，参考にするとよい。ただしこの得点はあくまで参考で，総合的に判断することが大切である。

❷ 理論的根拠

過去の経験に照らし合わせて，その場面に応じた良好な「判断」ができるかどうかは，必ずしも記憶などでは説明できない能力である（例：記憶障害の強い初期認知症患者が，体調不良を訴えて，自分でよそ行きの服に着替えて救急車に電話したことがある。しかし翌日，すっかり忘れていた）。

本人への質問として施行する，類似性・差異の指摘や計算問題については，教育年数の影響を受けるので，注意が必要である。類似性・差異の指摘に関連するのが，意味記憶ネットワーク（Semantic Network）(Chan et al, 1995)である。同一カテゴリー，例えば動物の3つの言葉（虎，牛，犬）から，どの2つが似ているかを問うと，健常人は野生か家畜か（虎 vs 牛・犬），もしくは肉食か草食か（虎・犬 vs 牛）という抽象的な上位概念で答えるのに対して，アルツハイマー病患者は大きさという知覚的・具体

---

[16] 表2では鉛筆とペンは「筆記用具」，ニンジンとジャガイモは「野菜」というように，2物品に共通する上位概念を聞く問題である。
[17] 表2では砂糖と酢の「調味料の違う味」，川と運河（用水路）の「水路の人工性」を聞いている。

的基準で答える場合が多い(虎・牛 vs 犬)という報告がある。**表2**には，川と運河の相違点を問う質問が含まれているが，アルツハイマー病患者の場合，大きいか小さいかという知覚的基準で答える場合が認められた。また，単純な計算課題であれば，認知症患者でもある程度可能であるが，連続減算のように情報を保持しつつ数処理していくような，複雑な課題は障害を受けやすい。このような作業記憶(ワーキングメモリー)が認知症では低下しやすい。

4) 地域社会活動
❶ 判定のポイント
ポイントは，CDR1は「一見正常」で，表面的にいろいろな活動に関わってはいるものの援助が必要，つまり「自立できない」状態である。CDR2は，家庭の外の活動はすべて援助が必要であるが，久しぶりに家に遊びに来た親戚には，「一見活動可能」にみえる状態である。

表2：訪問調査票では「家族からの情報」にあるように，仕事の状況はどうか，地域のなかでの役割はどんなことをしていて，今はどうか。旅行などに行っているか，地域住民との関わりなどについても注意する。

❷ 理論的根拠
2001年にWHOで採択された国際生活機能分類(ICF 2001)(上田，2001)によれば，生活機能(functioning)とは，心身機能，活動，参加の3レベルのすべてを含むプラスの包括概念であり，人が生きることのすべてを示す。この3レベルは生命・生活・人生レベルにも対応するが，これは障害(disability)がマイナスの包括概念として機能障害，活動制限，参加制約の3レベルからなることに対応する(Ueda et al, 2003)が，特に重要なのは社会参加(participation)である。社会参加としては，仕事としての職業活動と，職業以外の社会活動(政治や宗教活動)からなる。アメリカと異なり，日本ではあまり政治活動や宗教活動は日常の社会活動として一般化していない。また車社会であるアメリカでは，車の運転ができるかどうかを重要視しているが，文化差を考慮しなければならない。日本においても，都会と田舎とでは異なる状況を考慮しなければならない。また，社会活動への参加は，それ自体心理社会的介入の目標になり得るものである。

5) 家庭生活および趣味・関心
❶ 判定のポイント
特に過小評価されやすいので，ていねいに評価する。ポイントは，CDR1は料理などの「複雑な家事」が障害され，家庭生活が「確実に」水準が低下している状態である。テーブルを拭くこと，下膳の手伝いをすること，布団の上げ下ろし，などが，家庭生活の一環として部分的にできる状態がCDR2で，食事と関係なく，テーブルを機械的に拭くのみのような場合は，「意味のある生活活動困難」なCDR3である。

表2：訪問調査票では「家族からの情報」にあるように，以前行っていた趣味や興味があったことは何で，今はどうか。食事の用意や洗濯，掃除など家事は以前と比べてどうか，部屋や台所の様子はどうか。家電製品のタイマーやリモコンの操作は，以前同様行っているか，などに注意する。

❷ 理論的根拠

　記憶に次いで重要な項目である。日常生活を営むうえで必要な社会的知能，あるいは神経心理学的に遂行機能・実行機能と表現される機能がこの項目に関連する(**重要公式6**)。記憶などの認知機能それ自体の障害というよりも，「記憶を使いこなす」注意力の障害とも考えられる(Hashimoto et al, 2004)。具体的には動作・行為の系列化，並列化，計画性である。遂行機能以外では，日常道具の使用能力が関係する。道具を用いたADL(IADL)[18]については，観念失行(実際の道具の使用)と観念運動失行(系列動作や，単一物品のパントマイム)について検討する。知的関心と趣味に関しては，病前の生活歴を考慮する。家事動作は，例えば，洗濯物を洗って，干して，たたんで，しまうという一連の動作(系列動作)や，洗濯機を回しながら料理をするなどの行為(行為の並列化)の障害，またはテレビのリモコン操作ができなくなり，リモコンが壊れたと言ったり，電気やタイマーのスイッチが取り扱えなくなったりするなどのIADL障害が認められる。特に家事の中でも料理は，献立を考え(計画性)，人数を考えて材料を必要最低限買い，順番を考えて味付けをし，最後に後片付けをするという，遂行機能および行為能力にきわめて関連するものである。

重要公式6▶

CDR 家庭生活および趣味・関心
＝遂行機能が関連

6）介護状況

❶ 判定のポイント

　ポイントは，CDR1は言葉による促し(奨励)が必要であるが，身体介助は必要ではなく，それが必要な場合はCDR2であることである。また，この項目には0.5はない。**表2：訪問調査票**「家族からの情報」にあるように，食事の様子や，更衣が問題なくできているか，身だしなみがどうか，失禁などがないか，注意する。

❷ 理論的根拠

　整容を行い，衣服を取り替えて，身だしなみを整えることは，遂行機能や行為のみならず身体機能の影響を受けやすい。言葉による促し(奨励)だけでよい場合は意欲や感情・気分の問題，身体行為としての介助が必要である場合は，認知機能障害や身体機能障害の問題が重なってくる。

---

[18] IADL(Instrumental Activities of Daily Livings)：日常生活における道具使用の能力。

着衣障害の問題として，着衣失行がある。着衣失行とは，日常の着衣動作の自動的で自然な能力が失われ，衣服の上下，表裏，左右などと自己身体の関係に混乱が生じ衣服を身に着けることができなくなる状態である。認知症で実際にみられるのは，動作の拙劣さや系列動作の障害による不完全な着衣や，衣服の認知障害による上着と下着の取り違えや重ね着などで，失行の側面はあまり認められない。

失禁であるが，排泄に必要な機能は，尿意・便意，トイレの場所の認識，移動，脱衣，便器の認識と移動，排尿・排便，後始末，着衣，から成り立つ。加齢により，膀胱が過敏になり収縮力が低下するが，高齢者の夜間頻尿の原因としては，膀胱容量の減少，腎機能低下，糖尿病，利尿剤などの服用による夜間尿量の増大，前立腺肥大のような尿路の通過障害，排尿力の低下による残尿の増大，などが考えられる。特に男性では前立腺肥大症などの下部尿路閉塞性疾患を考える必要がある。要介護高齢者には，機能性＋切迫性尿失禁が多く認められる。一過性には，せん妄状態，睡眠薬の服用，尿路感染症などでも尿失禁が認められる場合がある。

3　CDR 判定ルール

すべての情報を活用して最善の判定を下すことに努める。記憶，見当識，判断力と問題解決，地域社会活動，家庭生活および趣味・関心，介護状況の各項目は可能な限り独立して判定し，それぞれの項目について1つのみ丸をつけるが，それは身体機能や抑うつなどによらず，認知機能の障害にのみ基づいて，対象者の通常のレベルから低下したかどうかを判断することが必要である。得られる情報が曖昧で，判断に迷う場合があるが，その場合はより重症なほうに丸をつけることが原則である（**重要公式7**）。

重要公式7 ▶　・CDR 判定：迷ったときは，重いほうをとる。

なお全般的な CDR は，各項目のスコアに基づいて以下のように判定すること。
1) **CDR のスコア＝記憶のスコア**：少なくとも3つの記憶以外の項目が，記憶と同じスコアである場合。
2) **CDR のスコア＝記憶以外の項目の多くが占めるスコア**：3つ以上の記憶以外の項目が記憶スコアよりも1ランク大きいか小さい場合。この場合の記憶以外の多くが占めるスコアは，記憶スコアよりも大きくても小さくても構わない（図7，図8）。

ここで，図8のような場合は，よく注意して「家庭生活および趣味・関心」の項目を評価すると，1の状態であることが多いので，注意が必要である。実際，記憶・見当識・判断力がCDR 1であるのに，家庭生活の障害が軽度という状況は考えにくく，過小評価されている場合が多い。

CDR	0	0.5	1	2	3

	障害				
	なし 0	疑い 0.5	軽度 1	中等度 2	重度 3
記憶 (M)	記憶障害なし 軽度の一貫しない物忘れ	一貫した軽い物忘れ 出来事を部分的に思い出す良性健忘	中程度記憶障害 特に最近の出来事に対するもの 日常生活に支障	重度記憶障害 高度に学習したもののみ保持，新しいものはすぐに忘れる	重度記憶障害 断片的記憶のみ残存する程度
見当識 (O)	見当識障害なし	時間的関連の軽度の困難さ以外は障害なし	時間的関連の障害中程度あり，検査では場所の見当識良好，他の場所で時に地誌的失見当	時間的関連の障害重度，通常時間の失見当，しばしば場所の失見当	人物への見当識のみ
判断力と問題解決 (JPS)	日常の問題を解決 仕事をこなす 金銭管理良好 過去の行動と関連した良好な判断	問題解決，類似性差異の指摘における軽度障害	問題解決，類似性差異の指摘における中程度障害 社会的判断は通常，保持される	問題解決，類似性差異の指摘における重度障害 社会的判断は通常，障害される	問題解決不可能 判断不能
地域社会活動 (CA)	通常の仕事，買物，ボランティア，社会的グループで通常の自立した機能	左記の活動の軽度の障害	左記の活動のいくつかにかかわっていても，自立できない 一見正常	家庭外では自立不可能 家族のいる家の外に連れ出しても他人の目には一見活動可能に見える	家族のいる家の外に連れ出した場合生活不可能
家庭生活および趣味・関心 (HH)	家での生活，趣味，知的関心が十分保持されている	家での生活，趣味，知的関心が軽度障害されている	軽度しかし確実な家庭生活の障害 複雑な家事の障害，複雑な趣味や関心の喪失	単純な家事手伝いのみ可能 限定された関心	家庭内における意味のある生活活動困難
介護状況 (PC)	セルフケア完全		奨励が必要	着衣，衛生管理など身の回りのことに介助が必要	日常生活に十分な介護を要する 頻回な失禁

図7 CDR 判定の実際例（1）

3) **CDR のスコア＝記憶のスコア**：記憶以外の 3 つの項目が，記憶スコアより 1 ランク大きく（もしくは小さく），かつ残り 2 つの記憶以外の項目が記憶スコアよりも 1 ランク小さい（もしくは大きい）場合（図 9）。

4) 記憶スコアが 0.5 である場合，全般的 CDR は 0 にはなり得ず，0.5 もしくは 1 にのみなり得る。CDR＝1 となるのは，記憶以外の項目の少なくとも 3 つのスコアが 1 もしくはそれ以上の場合である（図 10）。

| CDR | 0 | 0.5 | 1 | 2 | 3 |

	障害				
	なし 0	疑い 0.5	軽度 1	中等度 2	重度 3
記憶 (M)	記憶障害なし 軽度の一貫しない物忘れ	一貫した軽い物忘れ 出来事を部分的に思い出す良性健忘	中程度記憶障害 特に最近の出来事に対するもの 日常生活に支障	重度記憶障害 高度に学習したもののみ保持，新しいものはすぐに忘れる	重度記憶障害 断片的記憶のみ残存する程度
見当識 (O)	見当識障害なし	時間的関連の軽度の困難さ以外は障害なし	時間的関連の障害 中程度あり，検査では場所の見当識良好，他の場所で時に地誌的失見当	時間的関連の障害重度，通常時間の失見当，しばしば場所の失見当	人物への見当識のみ
判断力と問題解決 (JPS)	日常の問題を解決 仕事をこなす 金銭管理良好 過去の行動と関連した良好な判断	問題解決，類似性差異の指摘における軽度障害	問題解決，類似性差異の指摘における中程度障害 社会的判断は通常，保持される	問題解決，類似性差異の指摘における重度障害 社会的判断は通常，障害される	問題解決不能 判断不能
地域社会活動 (CA)	通常の仕事，買物，ボランティア，社会的グループで通常の自立した機能	左記の活動の軽度の障害	左記の活動のいくつかにかかわっていても，自立できない 一見正常	家庭外では自立不可能 家族のいる家の外に連れ出しても他人の目には一見活動可能に見える	家族のいる家の外に連れ出した場合生活不可能
家庭生活および趣味・関心 (HH)	家での生活，趣味，知的関心が十分保持されている	家での生活，趣味，知的関心が軽度障害されている	軽度しかし確実な家庭生活の障害 複雑な家事の障害，複雑な趣味や関心の喪失	単純な家事手伝いのみ可能 限定された関心	家庭内における意味のある生活活動困難
介護状況 (PC)	セルフケア完全		奨励が必要	着衣，衛生管理など身の回りのことに介助が必要	日常生活に十分な介護を要する 頻回な失禁

図8 CDR 判定の実際例(2)

4 地域特性を考慮した質問表と CDR の関連

　　　　　神経心理検査は，得点が教育年数に影響されるだけでなく，熟練者が行う場合以外は，対象者に心理的負担を与えることもある．そのため，可能な限り住民の負担を少なくし，CDR 判定に有効である情報を聴取できる質問を検討した．特に地域社会活動として，農業のなかでも比較的高齢者でも関与できる畑仕事を中心に，質問を作成した．導入として，これまで作ってきた野菜のなかで自慢の野菜や特別な思い出を聞き，その後四季を通じて，いつ，どのような野菜の種や苗を植えるのかについても質問した（表6）．

CDR	0	0.5	1	2	3

	障害				
	なし 0	疑い 0.5	軽度 1	中等度 2	重度 3
記憶 (M)	記憶障害なし 軽度の一貫しない物忘れ	一貫した軽い物忘れ 出来事を部分的に思い出す良性健忘	中程度記憶障害 特に最近の出来事に対するもの 日常生活に支障	重度記憶障害 高度に学習したもののみ保持，新しいものはすぐに忘れる	重度記憶障害 断片的記憶のみ残存する程度
見当識 (O)	見当識障害なし	時間的関連の軽度の困難さ以外は障害なし	時間的関連の障害 中程度あり，検査では場所の見当識良好，他の場所で時に地誌的失見当	時間的関連の障害 重度，通常時間の失見当，しばしば場所の失見当	人物への見当識のみ
判断力と問題解決 (JPS)	日常の問題を解決 仕事をこなす 金銭管理良好 過去の行動と関連した良好な判断	問題解決，類似性差異の指摘における軽度障害	問題解決，類似性差異の指摘における中程度障害 社会的判断は通常，保持される	問題解決，類似性差異の指摘における重度障害 社会的判断は通常，障害される	問題解決不能 判断不能
地域社会活動 (CA)	通常の仕事，買物，ボランティア，社会的グループで通常の自立した機能	左記の活動の軽度の障害	左記の活動のいくつかにかかわっていても，自立できない 一見正常	家庭外では自立不可能 家族のいる家の外に連れ出しても他人の目には一見活動可能に見える	家族のいる家の外に連れ出した場合生活不可能
家庭生活および趣味・関心 (HH)	家での生活，趣味，知的関心が十分保持されている	家での生活，趣味，知的関心が軽度障害されている	軽度しかし確実な家庭生活の障害 複雑な家事の障害，複雑な趣味や関心の喪失	単純な家事手伝いのみ可能 限定された関心	家庭内における意味のある生活活動困難
介護状況 (PC)	セルフケア完全		奨励が必要	着衣，衛生管理など身の回りのことに介助が必要	日常生活に十分な介護を要する 頻回な失禁

図9 CDR判定の実際例(3)

　田尻式 CDR (野菜作り) の総得点を，通常の CDR 総合判定 0，0.5，1 の 3 群で比較した結果，各群間に有意差が認められた。CDR 下位項目の検討では，田尻式 CDR (野菜作り) は，CDR の見当識，判断力と問題解決，地域社会活動との間では特に関係は見られなかったが，CDR 記憶の 0.5 と 1 の間，また，CDR 家庭生活および趣味・関心では，0 と 0.5 の間に有意差を認めた。

　対象高齢者のほぼ全員が楽しそうに回答したが，保健師が家庭訪問したことに加えて，自分たちの暮らしに身近な話題や，長い間行ってきた野菜作りの自慢話や思い出話を聞くことで，対象者の精神的負担感が少なかったと思われる。田尻式 CDR の総得点は，CDR が重症になるにつれて段階的に低下した。この結果は，田尻式が認知

CDR	0	0.5	1	2	3
	障害				
	なし 0	疑い 0.5	軽度 1	中等度 2	重度 3
記憶 (M)	記憶障害なし 軽度の一貫しない物忘れ	一貫した軽い物忘れ 出来事を部分的に思い出す良性健忘	中程度記憶障害 特に最近の出来事に対するもの 日常生活に支障	重度記憶障害 高度に学習したもののみ保持，新しいものはすぐに忘れる	重度記憶障害 断片的記憶のみ残存する程度
見当識 (O)	見当識障害なし	時間的関連の軽度の困難さ以外は障害なし	時間的関連の障害中程度あり，検査では場所の見当識良好，他の場所で時に地誌的失見当	時間的関連の障害重度，通常時間の失見当，しばしば場所の失見当	人物への見当識のみ
判断力と問題解決 (JPS)	日常の問題を解決 仕事をこなす 金銭管理良好 過去の行動と関連した良好な判断	問題解決，類似性差異の指摘における軽度障害	問題解決，類似性差異の指摘における中程度障害	問題解決，類似性差異の指摘における重度障害	問題解決不能
			社会的判断は通常，保持される	社会的判断は通常，障害される	判断不能
地域社会活動 (CA)	通常の仕事，買物，ボランティア，社会的グループで通常の自立した機能	左記の活動の軽度の障害	左記の活動のいくつかにかかわっていても，自立できない 一見正常	家庭外では自立不可能	
				家族のいる家の外に連れ出しても他人の目には一見活動可能に見える	家族のいる家の外に連れ出した場合生活不可能
家庭生活および趣味・関心 (HH)	家での生活，趣味，知的関心が十分保持されている	家での生活，趣味，知的関心が軽度障害されている	軽度しかし確実な家庭生活の障害 複雑な家事の障害，複雑な趣味や関心の喪失	単純な家事手伝いのみ可能 限定された関心	家庭内における意味のある生活活動困難
介護状況 (PC)	セルフケア完全		奨励が必要	着衣，衛生管理など身の回りのことに介助が必要	日常生活に十分な介護を要する 頻回な失禁

図10　CDR判定の実際例（4）

症の重症度を知るうえで有用であることを示唆している。このようにCDRと田尻式で関係性がみられたということは，CDRが日常生活を観察して判定する尺度であるのに対し，同様に田尻式も日常生活を反映したものであったからと考えられる。野菜作りは，単に暦の日付ではなく，その年その年の気温や天候などが重要であり，長年の経験や勘が生活に大切ということも感じられた。

　認知症になったとしても，その人の残された力を生かし，その人らしい生き方を最後まで送ることができるように支援することが求められている。そのためにも早期発見・早期対応が重要なことであるが，日常の関わりのなかからいかに早期発見していくかが保健分野の課題である。今回試みた地域性を考慮した質問表は，得点とCDR

表6　田尻式CDR・地域社会活動（野菜作り）の質問項目

（畑仕事の経験者のみ）

問1　畑では何を作っていますか。（または，作っていましたか。）
　　　ア：トマト　　　　エ：きゅうり　　キ：大根　　　　コ：その他
　　　イ：なす　　　　　オ：かぼちゃ　　ク：ねぎ
　　　ウ：とうもろこし　カ：白菜　　　　ケ：じゃがいも

問2　これまで作ってきた野菜の中で，自慢の野菜や，特別に思い出があったら教えてください。（例えば，隣近所や子どもたちにあげていたとか…）

問3　ご家族は，あなたの作った野菜のことをどのように言ってくれますか。

問4　1年を通して，野菜の種や苗を植える順番を教えてください。

① 3月の彼岸の頃には<u>じゃがいもの苗</u>を植えます。
② 桜の花が咲いた頃には，<u>菜っ葉類の種</u>をまきます。
③ 遅霜が降りなくなった5月の連休頃に，<u>トマト・なす・かぼちゃ・きゅうりなどの夏野菜の苗</u>を植えます。
④ お盆の頃には，<u>白菜や早まき大根の種</u>を植えます。
⑤ 10月になったら，<u>ほうれん草や野沢菜，からし菜などの冬野菜の種</u>を植えます。
⑥ 11月初めには，<u>えんどう豆の種</u>を植え，冬越しをさせます。また，<u>玉ねぎやいちごの苗</u>を植えます。

	自由再生		再認	
①				
②				
③				
④				
⑤				
⑥				

問5　連作は，なぜいけないのでしょうか。でも2年位は何かいい方法はありますか。

例えば，今年なすやきゅうり，トマトを植えた所に来年，また同じ野菜を植えると，① <u>虫がつきやすかったり</u> ② <u>育ちがよくなかったり</u>します。
③ <u>土を改良したり</u>，④ <u>水はけをよくすれば</u>2年位は連作が可能な場合がありますができれば避けたほうが無難です。

	自由再生		再認	
①				
②				
③				
④				

問6　農作物の殺虫剤の使い方について教えてください。

① 種をまいたときに<u>一緒に粒剤をパラパラとまいたり土の上にまいたりします</u>。すると ② <u>伸びてきた芽を食べた虫は死ぬ</u>のだそうです。
③ 野菜ができてきて，虫がつく前やついてきたとき，または④ <u>病気のときには，粉剤をかけたり水和剤を噴霧器でかける</u>。

	自由再生		再認	
①				
②				
③				
④				

問7　トマトを収穫しやすくするための苗の植え方や，よい実をつけるための注意点を教えてください。

① <u>花の芽が同じ方向になるように植える</u>。
② <u>葉っぱのわきから芽が出るので余計なものはかく</u>。

	自由再生		再認	
①				
②				

（つづく）

表6　田尻式CDR・地域社会活動（野菜作り）の質問項目（つづき）

問8　大根の種を植えて，芽がたくさん出てきたらどうすればよいでしょうか。

5～6本の芽が出てくるので，① 2～3日に分けて間引きして② 最後にいいものを1本残す。

	自由再生		再認	
①				
②				

問9　なすのわき芽のかきかたについて教えてください。

① 1花芽の下，1本のわき芽を残して
② 下のわき芽をすべてかくようにする。

	自由再生		再認	
①				
②				

問10　かぼちゃの花が咲いたらどうしますか。

かぼちゃの花は黄色くて大きいが，丸い実のついているのが雌花である。その① 雌しべに雄花の花粉をつけたあと ② 雌花の花をしばったりたたんだりして他の花粉が入らないようにする。できれば，③ 太陽が昇らないうち(花粉が飛ばないうち)に行うとよい。

	自由再生		再認	
①				
②				
③				

問11　まっすぐなきゅうりを作るときの方法を教えてください。どういうときに曲がったきゅうりになるのですか。

① 下5段のわき芽をかいて，1本仕立てにする。
② 葉っぱをへこませると曲がったきゅうりになる。

	自由再生		再認	
①				
②				

問12　ねぎはどのようにして白い部分を作るのですか。

① 土寄せをして，土でねぎを囲み白い部分を作る。
② 2～4週間に1回くらい土寄せをする。

	自由再生		再認	
①				
②				

問13　とうもろこしを長い期間食べられるようにするためにはどのように植えますか。

① 実のなる時期がずれるように ② 2～3種類（例えば80日型，90日型)の種を植える。

	自由再生		再認	
①				
②				

問14　今まで聞いてきたような種や苗の植え方が，最近面倒になったりしていませんか。
　1　全くない　　2　ときどきある　　3　よくある　　4　常にある

を単純には相関させられないが，日常の家庭訪問などで，気になる高齢者の早期発見となり，その後の医療やケアにつなげていくための補助として，今後の応用を検討していきたい。

（第2章4：大谷みち子ほか，第5回日本認知症ケア学会抄録を一部改変）

コラム　東日本大震災における活動—あらためてCDR判定の重要性を痛感

2011年3月11日，東日本大震災が発生した．筆者の講座は，「認知症の脳科学と地域医療福祉への貢献」を方針として主に宮城県北部を支えているが，まさかこのような支援をする時がくるとは思いもよらなかった．地域支援の中，何度も被災地を見たが，のどかな田園風景の後に突然，惨状が目に入ってくる．今回，地域への医療支援，物資移送その他を可能な範囲で行ったが，特に地域調査に関連する活動について述べたい．

地域で診療中に地震に遭遇した筆者は，そのまま救護当直に入る形で一連の活動が始まった．関連施設では，皆が泊りこみで復旧に努めた．眼前で多くの患者が津波で流され，首まで水につかり死を覚悟しながらも，全身泥だらけになって避難してきた職員もいた．当講座の「研究フィールドへの医療貢献」の方針に基づき，スタッフの車3台を「緊急車輌」として登録し，後方支援の検討を開始した．

震災10日目，自衛隊，救急隊などのプロが行う「一次救急」は徐々に終わり，「二次支援」の段階が始まった．当講座のフィールドは，二次支援地として避難民の受け入れが開始された．筆者の方針として，①現地の安全の確認，②現場の需要の確認，③ボランテイアの希望との適切なマッチング，に基づき，現地と連絡を取ったところ，大崎市から，地域住民の安否確認と避難所支援の要請があった．

当講座を中心に延べ46名が1週間，住民790世帯を訪問し54名（6.8％）の要支援者を発見した．大崎市全体では7,604件の訪問で，大学ボランティアは10.4％を占める．要支援者のほとんどが高齢者であったが，さまざまな体調不良を訴えたり，救急に限定された「かかりつけ病院」以外でも薬をもらえる情報が伝わらず混乱していたり，様々な「災害弱者」を発見できた．また，亡くなっていた独居高齢者も発見された．事前に全例を判定していた訳ではないが，災害というストレスに弱かったのは，軽度認知障害（CDR 0.5）の高齢者である．認知症（CDR 1+）の場合，保健師や近隣住民が福祉避難所に誘導できても，普段なんとか自立しているCDR 0.5状態の場合，避難先が分からず混乱し，支援物資が届かないまま容態が悪化してしまう場合がある．

あらためて，CDR判定の重要性が認識された．認知症の超早期発見に威力を発揮するツールであるCDRは，実は災害に弱い高齢者を事前に確認することもできる可能性がある．

今回，講座の大学院生・スタッフの尽力があり，研究室の復旧，通常業務の再開，そして地域支援を行うことができたことを本当に感謝している．最後に，この震災で亡くなられた方に謹んで御冥福を御祈りし，被災者の方へお見舞いを申し上げます．

【参考文献】
Meguro K. International Report: Local response following the Great East Japan Earthquake 2011. Neurology 2011;77:e12-5.

3 CDR 1＋の場合
認知症と判定されたらどうするか？

> **ポイント**
>
> ● 地域在住の高齢者が CDR 1 以上（認知症）と判定されたら，できるだけ早く専門医を受診し，MRI[19] 画像診断や神経心理評価を行い，原因疾患を診断する。そして原因疾患別の治療を開始する。そのうえで，生活歴や家族関係を考慮した心理社会的介入を検討する。専門医療の前に「○○療法」を行ったりして，病気の診断・治療が遅れることがあってはならない。一方，心理社会的介入は本人の生活の質（QOL）を高める場合があるので，積極的に検討すべきである。「エビデンス（科学的根拠）がないからやらなくてよい」は，必ずしも正しくない。

1 包括的介入の方針

　　認知症高齢者に関して，全人的な理解と QOL をいかに維持向上させるかという視点が基本である。認知症とは，脳の器質性病変のために，記憶や言語などの複数の認知機能障害を生じ，その結果社会活動の水準が低下した状態をいう。また高齢者は，身体疾患の合併や ADL の障害を伴いやすい。したがって，認知症の本質的な特性として，脳神経・身体・社会生活面の統合的視点と，保健医療福祉の包括システムが必要不可欠である。

　　以上を理解したうえで，まず認知症の原因疾患を診断し，疾患別の治療的アプローチを行う。薬物療法は基本である。そのうえで，複数の認知機能障害の組み合わせに還元できない社会的知性の崩壊による社会性の喪失が，認知症の本質であるので，社会性の向上をめざす介入を検討すべきである。

　　最も多い原因疾患であるアルツハイマー病は，基本的に進行性の変性疾患であることを理解する。しかし治療者は「どうせ治らないから」という「治療的ニヒリズム」[20]

---

[19] MRI；Magnetic Resonance Imaging. 磁気共鳴画像。主に脳の形態的萎縮や血管障害の存在などの検出に優れている。
[20] 治療効果が見えにくい病気に対して，「どうせ治らないから」と否定的になってしまうこと。治療者としては避けなければならない。

に陥るべきではない。また逆に，「まがい物」に注意しなければならない。「こうすれば認知症にならない」「○○療法」云々はほとんどが，適切なデザインに基づいた研究結果の産物ではなく，解釈には注意が必要である。

　非薬物療法としての心理社会的介入に関しては，現在エビデンスが蓄積中である。今後，集団に対してのグループワーク，個別性を重んじた心理的援助の両方に関して検討が必要である。ただし回想法(Ishizaki et al, 2000)と見当識訓練を取り入れたグループワーク(橋本ほか，2005)の効果について，既に野村(1998)によって以下のように要約されている。

① 記憶などの認知機能に対しては，介入前後で有意な改善は認められない。
② 情動面や意欲に関しては，改善が認められる場合がある。
③ 介入後に他の認知機能やその他の機能に，汎化を求めることは非現実的である。
④ ケアスタッフにとって患者の理解が進む影響や，患者の日常ケア場面における変化がしばしば認められるが，これは副次的なものではなく重要なものである。

　介護疲労の強い家族へのカウンセリングや，病気の基本的知識の教育など，家族に対しての援助も並行して行う。病気としての正しい理解は，ケアの第一歩である。

2　各原因疾患の特徴

　物忘れ外来では，レビー小体型認知症や前頭側頭葉変性症など，特徴ある問題行動を示す疾患が問題になることが多い。しかし，地域疫学調査によれば，原因疾患として最も多いのは図11に示すように脳血管障害を伴うアルツハイマー病，次いでアルツハイマー病，血管性認知症，レビー小体型認知症，前頭側頭型認知症の順であった(Meguro et al, 2002)。ここで注意すべき点は，アルツハイマー病に脳血管障害を合併する場合が多いが，それを血管性認知症と混同してはならないということである。脳血管障害を合併しようがしまいが，アルツハイマー病はアルツハイマー病である。また「混合型認知症」という名称も用いるべきではない。これは単純に有病率の数字以上の意味を含んでいると考えられる。すなわち，アルツハイマー病は基本的に進行性の変性疾患で徐々に悪化する。しかし血管性認知症は症例によっては治療やリハビリに比較的反応することもある。しかし脳血管障害を伴うアルツハイマー病も，血管性認知症と過剰診断すれば，血管性認知症もアルツハイマー病も同じような病像で，認知症は結局進行するものであるから何もしなくていい，という治療的ニヒリズムに陥りやすくなってしまうからである。

1）アルツハイマー病

❶ 診断基準

　原因不明の神経変性疾患で，認知症の原因として最も多いのが，アルツハイマー病である。診断基準として，表7・表8に示すように NINCDS-ADRDA (McKhann et al,

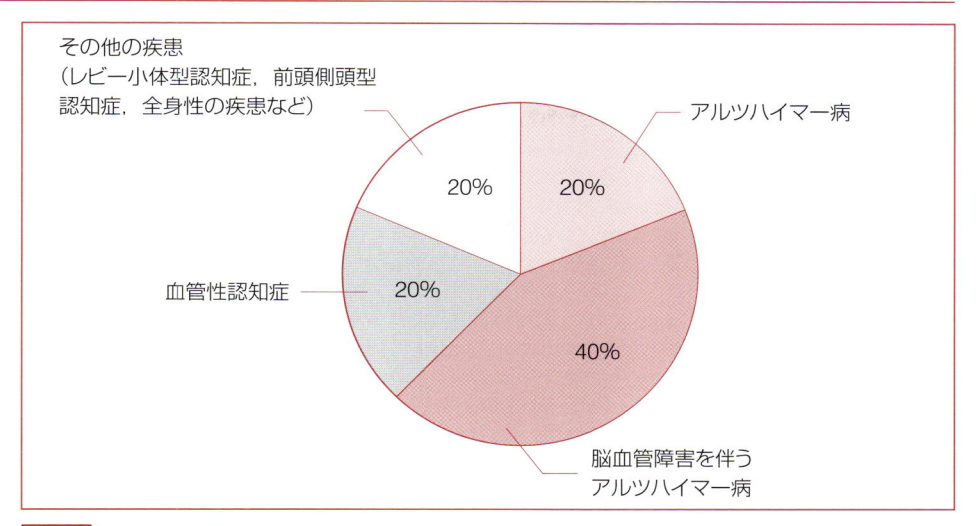

図11 認知症の原因疾患の割合

- その他の疾患（レビー小体型認知症，前頭側頭型認知症，全身性の疾患など）20%
- アルツハイマー病 20%
- 脳血管障害を伴うアルツハイマー病 40%
- 血管性認知症 20%

1984)およびDSM-Ⅳ(American Phychiatric Association, 1994)の2つが確立されているが，一致率は良好である。要点を述べると，緩徐進行性に発症（すなわち，発症時期を同定できない）し，進行性に悪化する。物忘れと被害妄想が特徴的で，出来事の枠組み自体が障害される。また，置き忘れたり，しまい忘れたりした小物を家族が盗ったと言い出す。初期にバランス障害や転倒，パーキンソニズム[21]を示さずスタスタと歩き，体の動きもよい。言葉巧みに取り繕うので一見「正常」のこともあり，しばらくぶりで会った親戚は異常に気づかない。しかし「病気」として対処することが大事である。MRIでは海馬[22]や脳全体の萎縮，SPECT/PETで頭頂葉や前頭葉の連合野の血流・代謝が低下していることがわかる。また，妄想や徘徊，睡眠覚醒障害を伴うことが多い(Meguro, Ueda et al, 1990；Meguro et al, 1995；1996；Meguro, Itoh et al, 1997)。ドネペジル[23]の投与により，認知機能の低下が遅くなること，リスペリドン[24]の少量投与により，妄想や徘徊などの行動障害がコントロールできるという報告がある(Shigenobu et al, 2002；Tanaka et al, 2003；Meguro, Meguro et al, 2004)。また，過去の遠隔記憶が比較的保持されていることと，集団の中で愛想がよいので，回想を取り入れたグループワークにのりやすいことも特徴である。

---

21 パーキンソニズム：振戦，筋固縮，無動を三主徴とする運動機能障害。パーキンソン病以外にもこの症状を示すことがあるので，パーキンソン症候群（パーキンソニズム）という。
22 両側の側頭葉内側にある構造物。ギリシア神話の想像上の生物（前半身が馬，後半身がイルカ）に似ていることから命名された。エピソード記憶に関係しており，アルツハイマー病の病変が生じやすい部位。
23 アセチルコリンエステラーゼ阻害剤。神経末端から分泌されたアセチルコリンの分解酵素を阻害し，結果としてアセチルコリンの量を増やす薬剤。
24 非定型抗精神病薬の1つで，セロトニン・ドパミン阻害剤。少量投与の場合，おもにセロトニン神経を阻害し，結果的にドパミンを増やして「問題行動」を改善すると考えられている。

表7　アルツハイマー病の診断基準（NINCDS-ADRDA）

Ⅰ．probable AD の臨床的診断基準
　① 臨床的に認知症が認められ，神経心理学的検査により確認されること
　② 複数の認知機能障害
　③ 記憶と他の認知機能の進行性の低下
　④ 意識障害が認められないこと
　⑤ 40歳から90歳までの発症，多くは65歳以上
　⑥ 進行性に記憶と認知障害をきたす他の神経疾患ならびに全身疾患の否定

Ⅱ．probable AD の診断は以下により支持される
　① 特定の認知機能の進行性の低下，例えば言語（失語），行為（失行），知覚（失認）
　② 日常生活活動の水準の低下と行動パターンの変化
　③ 家族歴，特に病理学的に確認されたもの
　④ 以下の検査所見：髄液検査正常，脳波が正常もしくは徐波の増加などの非特異的所見，連続する CT 検査で認められる脳の萎縮の進行

Ⅲ．AD 以外の認知症の原因を除外した後，probable AD の診断に一致する臨床的特徴
　① 進行性の経過の中に見られる安定した時期
　② 抑うつ状態，不眠，失禁，妄想，幻覚，性的異常，体重減少など
　③ 進行した状態で認められる筋緊張の亢進，歩行障害などの運動系の異常
　④ 年齢に対して正常の CT 所見

Ⅳ．probable AD の診断にふさわしくない不確かな特徴
　① 突然の脳卒中様の発症
　② 初期の局所的な神経学的症候：片麻痺，感覚障害，視野欠損，協調運動障害
　③ 発症時もしくは初期のてんかん，歩行障害

Ⅴ．possible AD の臨床診断
　① 認知症を生じる他の神経学的，精神科的または全身疾患がなく，発症
　② 認知症を引き起こすに十分な二次性の全身性疾患または神経疾患が存在するが，現在の認知症の原因になっているとは考えられない場合
　③ 他の原因がはっきりせず，緩徐進行性の認知障害が1つ単独でみられる場合（研究目的の場合）

Ⅵ．definite AD の診断基準
　probable AD の臨床診断基準を満たしかつ，生検もしくは剖検にて病理学的な証拠が認められること

Ⅶ．AD の分類として特記すべき特徴（研究目的の場合）
　① 家族歴のある場合
　② 65歳以下の発症
　③ 染色体21トリソミー
　④ 他の関連する疾患の合併（例えばパーキンソン病）

（McKhann G, et al. Neurology 1984 ; 34 : 939-944. 筆者訳）

❷ CDR 判定

　典型例を図12に示す。近時エピソード記憶は，まとまって欠損しており，日常生活に支障をきたしている。時間だけでなく，場所の見当識も一部障害されていて，問題解決，類似性・差異の指摘も困難である。家庭外の生活障害は，一見正常のことも

表8	DSM-IVによるアルツハイマー型認知症の診断基準（要点）
A.	（1）記憶障害 （2）失語，失行，失認，遂行機能障害の1つまたはそれ以上の障害
B.	認知機能障害による社会生活活動の水準の低下
C.	認知機能障害が徐々に発症し進行性であること
D.	除外診断：他の神経疾患，全身性疾患，薬物中毒
E.	せん妄の除外
F.	精神疾患の除外

（American Phychiatric Association. DSM-IV, 1994. 筆者訳）

あるが，自立できない。家庭内の家事は，遂行機能やIADL（日常生活における道具使用の能力）の障害で，単純なものしかできない。日常生活に十分な介護を要する場合はそれほど多くはない。

ポイント

① 原因不明の神経変性疾患で，認知症の原因として最も多い
② 緩徐進行性の発症。「自然にこうなった」と家族が言う場合が多い
③ 脳卒中の合併がなければ，麻痺などの身体障害を伴わない
④ 初期にバランス障害や転倒は伴わない
⑤ 近時エピソード（出来事）記憶のまとまった欠損
⑥ 「財布を盗まれた，嫁のせい」などの，物盗られ妄想が多い
⑦ 進行性の経過。徐々に悪化する
⑧ 画像所見：海馬の萎縮＋大脳皮質連合野の血流・代謝障害

2）血管性認知症

❶ 診断基準

　アルツハイマー病の次に多い認知症の原因疾患で，脳血管障害や脳循環の異常によって認知症を引き起こしている状態である。4つの診断基準があるが，その一致率はあまり良好ではない（Pohjasvaara et al, 2000；目黒ほか，2003）。その最大の原因は，認知症と関係がある血管障害の確認[25]が難しいためである。認知症の高齢者にMRI検査を施行し，血管病変が発見されたからといって，安易に血管性認知症と診断してはならない。

---

[25] 単一の脳梗塞でも，戦略的重要部位の脳梗塞（strategic cerebrovascular disease）の場合，認知症を引き起こすことがある。例えば，視床，尾状核頭，内包前脚などである。特に視床は重要で，「視床認知症」（thalamic dementia）という用語も存在する。

CDR	0	0.5	1	2	3

	障害				
	なし 0	疑い 0.5	軽度 1	中等度 2	重度 3
記憶 (M)	記憶障害なし 軽度の一貫しない物忘れ	一貫した軽い物忘れ 出来事を部分的に思い出す良性健忘	中程度記憶障害 特に最近の出来事に対するもの 日常生活に支障	重度記憶障害 高度に学習したもののみ保持，新しいものはすぐに忘れる	重度記憶障害 断片的記憶のみ残存する程度
見当識 (O)	見当識障害なし	時間的関連の軽度の困難さ以外は障害なし	時間的関連の障害中程度あり，検査では場所の見当識良好，他の場所で時に地誌的失見当	時間的関連の障害重度，通常時間の失見当，しばしば場所の失見当	人物への見当識のみ
判断力と問題解決 (JPS)	日常の問題を解決 仕事をこなす 金銭管理良好 過去の行動と関連した良好な判断	問題解決，類似性差異の指摘における軽度障害	問題解決，類似性差異の指摘における中程度障害	問題解決，類似性差異の指摘における重度障害	問題解決不能
			社会的判断は通常，保持される	社会的判断は通常，障害される	判断不能
地域社会活動 (CA)	通常の仕事，買物，ボランティア，社会的グループで通常の自立した機能	左記の活動の軽度の障害	左記の活動のいくつかにかかわっていても，自立できない 一見正常	家庭外では自立不可能	
				家族のいる家の外に連れ出しても他人の目には一見活動可能に見える	家族のいる家の外に連れ出した場合生活不可能
家庭生活および趣味・関心 (HH)	家での生活，趣味，知的関心が十分保持されている	家での生活，趣味，知的関心が軽度障害されている	軽度しかし確実な家庭生活の障害 複雑な家事の障害，複雑な趣味や関心の喪失	単純な家事手伝いのみ可能 限定された関心	家庭内における意味のある生活活動困難
介護状況 (PC)	セルフケア完全		奨励が必要	着衣，衛生管理など身の回りのことに介助が必要	日常生活に十分な介護を要する 頻回な失禁

図12 アルツハイマー病のCDRパターン

　最も厳密なNINDS-AIREN基準(Roman et al, 1993)では，**表9**に示すように，認知症があること，すなわち記憶と2つ以上の認知機能障害と日常生活の障害があること，脳血管障害があること，すなわち局所神経学的徴候と画像診断による確認，さらにその2つの間の関連の証明(推論)が必要であるとしている。認知症と脳血管障害の存在を示したうえで，両者の因果関係を示すという，論理的な基準である。

　具体的には，脳血管障害の後，3か月以内に認知症症状が出現する。脳血管障害の部位に関連して身体的症状を伴いやすい。障害されている部分と保持されている部分が，まだらになっているのが特徴である。身体の麻痺や言葉の障害などを伴っており一見「重症」であるが，内面の人格は保持されていることが多く，何気ない一言が傷

> **表9　NINDS-AIREN による血管性認知症の診断基準（要点）**
>
> I.（1）記憶と2つ以上の認知機能障害（見当識，注意，言語，視空間機能など）と，脳卒中の身体的障害のみには還元できない日常生活障害
>   （2）脳血管疾患（CVD）の存在。CVD に矛盾しない局所神経学的徴候の存在。かつ画像診断（CT・MRI）により，基底核領域・白質病変だけでなく，多発性の大血管梗塞や単発でも重要部位の梗塞の存在（視床など）
>   （3）上記の（1）と（2）の関連が以下の1つ以上により証明あるいは推論される
>   （a）脳卒中のみられた3か月以内に認知症が発症
>   （b）認知機能の突然の障害あるいは動揺性の経過

(Roman GC, et al. Neurology 1993 ; 43 : 250-260. 筆者訳)

つけてしまうので，丁重に対応することが大事である。また，治療やリハビリによって改善が期待できる。

> **ポイント**
> ① 脳卒中発作の後，3か月以内に認知症症状が発症
> ② 麻痺や感覚障害などの身体機能障害を伴いやすい
> ③ 言葉の表出が悪い（口下手）であるが，内面の人格は保持されている
> ④ 治療やリハビリによって改善が期待できる
> ⑤ 画像所見：脳血管障害

❷ CDR 判定

血管性認知症の場合は，介護状況を手始めに，下から順に判定していくのがコツである。なぜなら，記憶障害が軽度のために迷って時間がかかることと，身体機能障害のために判定を1ランク軽度に修正する場合があるからである（図13の矢印）。

典型例を図13に示すが，近時エピソード記憶は，障害されているものと，比較的保たれているものが混在している。時間だけでなく，場所の見当識も一部障害されていて，問題解決，類似性・差異の指摘も困難である。言葉の障害と麻痺があるため重症感が高いが，家庭外の生活障害は，主に麻痺のせいである。本人は何とか家庭内の家事を手伝おうとするが，麻痺の影響で単純なものしかできない。日常生活に十分な介護を要するのも，身体障害が影響している。

3）皮質下血管性認知症
❶ 診断基準

血管性認知症のなかの1つのタイプ。発症以前に必ずしも脳卒中の発作があったとはかぎらない。地域に「埋もれている」可能性が大きい。診断基準（Erkinjuntti et al, 2000）は，表10に示すように遂行機能障害と，記憶障害（おそらく軽度）の両者を含む

CDR	0	0.5	1	2	3

	障害				
	なし 0	疑い 0.5	軽度 1	中等度 2	重度 3
記憶 (M)	記憶障害なし 軽度の一貫しない物忘れ	一貫した軽い物忘れ 出来事を部分的に思い出す良性健忘	中程度記憶障害 特に最近の出来事に対するもの 日常生活に支障	重度記憶障害 高度に学習したもののみ保持，新しいものはすぐに忘れる	重度記憶障害 断片的記憶のみ残存する程度
見当識 (O)	見当識障害なし	時間的関連の軽度の困難さ以外は障害なし	時間的関連の障害中程度あり，検査では場所の見当識良好，他の場所で時に地誌的失見当	時間的関連の障害重度，通常時間の失見当，しばしば場所の失見当	人物への見当識のみ
判断力と問題解決 (JPS)	日常の問題を解決 仕事をこなす 金銭管理良好 過去の行動と関連した良好な判断	問題解決，類似性差異の指摘における軽度障害	問題解決，類似性差異の指摘における中程度障害	問題解決，類似性差異の指摘における重度障害	問題解決不能
			社会的判断は通常，保持される	社会的判断は通常，障害される	判断不能
地域社会活動 (CA)	通常の仕事，買物，ボランティア，社会的グループで通常の自立した機能	左記の活動の軽度の障害	左記の活動のいくつかにかかわっていても，自立できない 一見正常	家庭外では自立不可能	
				家族のいる家の外に連れ出しても他人の目には一見活動可能に見える	家族のいる家の外に連れ出した場合生活不可能
家庭生活および趣味・関心 (HH)	家での生活，趣味，知的関心が十分保持されている	家での生活，趣味，知的関心が軽度障害されている	軽度しかし確実な家庭生活の障害 複雑な家事の障害，複雑な趣味や関心の喪失	単純な家事手伝いのみ可能 限定された関心	家庭内における意味のある生活活動困難
介護状況 (PC)	セルフケア完全		奨励が必要	着衣，衛生管理など身の回りのことに介助が必要	日常生活に十分な介護を要する 頻回な失禁

図13 多発梗塞性認知症の CDR パターン

認知機能障害，脳画像で認められる，関連する脳血管障害の証拠および，その証拠となるような神経学的症候の現存または既往，を必須条件にあげている。ここで重要なことは，神経学的症候の現存または既往がある点で，決してラクナ梗塞や白質病変の存在などの MRI 所見のみで診断してはならないことである。神経学的症候のない健常高齢者であっても，白質病変の存在は，高血圧などの危険因子を伴い，脳の萎縮が強調され（Meguro et al, 1993；2000），血流の低下を引き起こすものの代償性に酸素代謝は保持される（Meguro, Hatazawa et al, 1990）。またアルツハイマー病であっても，白質病変を認める場合が少なくないからである（目黒ほか，1994）。

田尻プロジェクトの調査の結果，血管性認知症の約3分の2がこの皮質下血管性認

> **表10** 皮質下血管性認知症の診断基準（要点）

I. A. 遂行機能障害と記憶障害（おそらく軽度）の存在と，社会生活活動の以前の水準からの低下
   B. 以下の両者を含む脳血管障害の存在。すなわち画像診断（＊）による関連する脳血管障害の証拠と，神経学的症候の存在あるいは既往
＊画像診断
   A. CT：半卵円中心に達し，少なくとも1つのラクナ梗塞を含む，著明な白質病変の存在および，皮質の大梗塞・出血，水頭症や多発性硬化症のような特殊な白質病変の除外
   B. MRI
      1. 白質病変優位型：10 mm以上の脳室周囲高信号域（PVH），25 mm以上の連続する白質病変など，または
      2. ラクナ優位型：基底核領域の5個以上の多発性ラクナと中程度の白質病変および，皮質の大梗塞・出血，水頭症や多発性硬化症のような特殊な白質病変の除外

〔Erkinjuntti T, et al. J Neural Transm 2000；59（Suppl）：23-30. 筆者訳〕

知症であった。この群は高血圧や糖尿病などの危険因子を伴っていることが多いが，それらの治療によって症状が改善することがある。しかしほとんど自覚がなく，自分から外来を受診することはまずない。家の中でボーッと過ごすことが多く，アルツハイマー病のような「問題行動」を示すことが少ないため，家族も深刻感に乏しく[26]，したがって地域に「埋もれている」可能性が大きい。服薬管理が不十分であると脳卒中の再発作を生じやすく，認知症が悪化する前に全身状態が悪化してしまうので，地域医療における積極的な介入が必要な群である。

ポイント

① 記憶障害は軽度のことが多いものの，遂行機能が障害されていることが多い
② 高血圧や糖尿病などの危険因子の治療によって認知症の症状が改善する
③ 危険因子の管理が不十分であると，脳血管障害の再発作を生じやすい
④ 徘徊や物盗られ妄想などの「問題行動」が少ないために，家族も「年のせい」と誤解し深刻感も少なく，外来を受診することが少ない
⑤ 家庭内生活が不活発で，一日中家でボーッとしていることが多い。地域調査などにも同意しにくく，したがって地域に「埋もれている」可能性が大きい

❷ CDR判定

典型例を図14に示すが，近時エピソード記憶の枠組みは保持されており，出来事を部分的に思い出すことができるものの，時間がかかることが特徴である。新しいことを覚えることも，時間がかかる。時間の見当識も若干障害されている。外出は億劫

---

[26] 「一日中コタツの運転手をしていますので，心配ありません」と表現した家族がいた。

CDR	0	0.5	1	2	3
	障害				
	なし 0	疑い 0.5	軽度 1	中等度 2	重度 3
記憶 (M)	記憶障害なし 軽度の一貫しない物忘れ	一貫した軽い物忘れ 出来事を部分的に思い出す良性健忘	中程度記憶障害 特に最近の出来事に対するもの 日常生活に支障	重度記憶障害 高度に学習したもののみ保持，新しいものはすぐに忘れる	重度記憶障害 断片的記憶のみ残存する程度
見当識 (O)	見当識障害なし	時間的関連の軽度の困難さ以外は障害なし	時間的関連の障害中程度あり，検査では場所の見当識良好，他の場所で時に地誌的失見当	時間的関連の障害重度，通常時間の失見当，しばしば場所の失見当	人物への見当識のみ
判断力と問題解決 (JPS)	日常の問題を解決 仕事をこなす 金銭管理良好 過去の行動と関連した良好な判断	問題解決，類似性差異の指摘における軽度障害	問題解決，類似性差異の指摘における中程度障害	問題解決，類似性差異の指摘における重度障害	問題解決不能
			社会的判断は通常，保持される	社会的判断は通常，障害される	判断不能
地域社会活動 (CA)	通常の仕事，買物，ボランティア，社会的グループで通常の自立した機能	左記の活動の軽度の障害	左記の活動のいくつかにかかわっていても，自立できない 一見正常	家族外では自立不可能	
				家族のいる家の外に連れ出しても他人の目には一見活動可能に見える	家族のいる家の外に連れ出した場合生活不可能
家庭生活および趣味・関心 (HH)	家での生活，趣味，知的関心が十分保持されている	家での生活，趣味，知的関心が軽度障害されている	軽度しかし確実な家庭生活の障害 複雑な家事の障害，複雑な趣味や関心の喪失	単純な家事手伝いのみ可能 限定された関心	家庭内における意味のある生活活動困難
介護状況 (PC)	セルフケア完全		奨励が必要	着衣，衛生管理など身の回りのことに介助が必要	日常生活に十分な介護を要する 頻回な失禁

図14 皮質下血管性認知症のCDRパターン

であるが，家の周囲で迷うことは少ない．問題解決，類似性・差異の指摘は時間をかければある程度可能で，社会的判断は言語表出としては通常保持されるものの，家庭生活・地域社会活動の実際の場面では，意欲低下が目立ち何も行おうとしないし，実際にやらせてみても不十分にしかできない．セルフケアも，ときどき介助が必要で，尿失禁を示すこともある．

4）レビー小体型認知症

原因不明の変性疾患で認知症を引き起こすものとしては，アルツハイマー病の次に多い．血管性認知症に次いで多い第3位の原因疾患でもある．アルツハイマー病同

様，緩徐進行性に発症し進行性に悪化するが，初期からパーキンソニズム[27]を示すのが異なる点である。ただし，症例によってはパーキンソニズムをきたさない場合があるので，パーキンソニズムがないからといってレビー小体型認知症でないということにはならない。また，小動物や亡くなった親戚などが奇異な場所にみられるなど，まるで夢でも見ているようなリアルな幻視を伴うことも特徴である。発症の前から，夜間に奇声をあげることもある。さらに，症状に変動性がみられ，「〇〇モードに入った」（仕事モードなど）とでもいえるような状態が出現する場合がある。家族は「昨日はよかったのに今日は悪いです」と訴える場合があるため，症状に一喜一憂しないように理解を求める。また，幻視や身体機能障害に薬が効きやすいことも特徴である。反復する転倒や失神も特徴的である。

ポイント

① 緩徐進行性の発症
② 夜間奇声がみられることもある
③ パーキンソニズムを伴うことが多い
④ 初期からバランス障害，転倒を伴いやすい
⑤ リアルで「夢を見ているような」幻視
⑥ 症状に変動がみられるが，徐々に悪化

5）前頭側頭葉変性症

アルツハイマー病同様，緩徐進行性に発症し悪化する，原因不明の変性疾患。大きく2つのタイプが存在する。1つは，行動異常を示すタイプで，特に万引きなどの反社会的な行動を示すことが特徴である。初期には記憶などの認知機能は正常のことが多く，「精神病」と間違われやすい。また，常同行動すなわち「一定の時刻に決まったことをやらないと気が済まない」ということがみられ，それを制止されると暴力行為に及ぶことがある。対応の最も困難な疾患で，症例別の対応が求められる。これを前頭側頭型認知症といい，かつてピック病と称していた疾患である。MRIなどでは，前頭葉・側頭葉の萎縮が著明である。常同行動にSSRI剤[28]が有効とする報告がある。

もう1つは言語障害を示すタイプで，言葉の意味（語義）が失われる。言語の側面に着目すれば語義失語とも表現されるが，非言語的機能も障害されるため，意味性認知

---

27 運動の調整機能（錐体外路機能）の障害で，振戦，筋固縮，寡動，姿勢反射の異常を示す症候群。
28 Selective Serotonin Reuptake Inhibitor，選択的セロトニン再取り込み阻害剤。神経伝達物質の1つであるセロトニンの神経末端における再取り込みを阻害し，セロトニンの量を増加させる薬剤。

症と称される。後者の場合も，行動異常はしばしば認められる。前者は精神病と即断されやすく，後者はアルツハイマー病と誤診されやすい。

ポイント

前頭側頭葉変性症
A. 前頭側頭型認知症
　① 緩徐進行性の発症・進行性の経過
　② 初期に人格変化。「人が変わった」と表現される
　③ 一定の時刻に一定のことを行わないと気が済まない常同行動
　④ 反社会的行為（万引きなど）が認められる
　⑤ 初期の知的機能（記憶など）は正常
　⑥ 画像所見：前頭葉・側頭葉の萎縮
　⑦ 最もケアの困難な認知症。症例ごとの対応が必要
B. 意味性認知症
　上記①は同じ。②を伴う場合もある
　③ 言葉の意味が障害される状態。例えば誕生日を問うと「タンジョウビって何ですか」のように聞き返してくる

・コラム・　CDR─コメディカルに有用なツール

　CDRは，保健師，看護師，ケアマネジャーなどのコメディカルに有用なツールであると感じています。ケアを通じて常に患者のそばにおり，また患者の自宅でも情報がとれるので，保健師や訪問看護師といったコメディカルの得意な分野で使いやすいと思うためです。

　そのほかの特長として，患者のイメージがしやすいということがあります。通常の心理検査だと患者の認知面の状態が点数化されるだけですが，CDRは記憶，見当識のほか，地域社会活動，家庭生活，趣味・関心なども全般的にみていくので，判定の過程で「この人はこういう患者さんなんだ」ということがイメージできます。また多職種間でCDRの情報を共有することで，その患者のイメージも共有できます。さらに判定項目が多岐にわたるので，聴取にあたって情報のとりもらしがないのも助かります。

　また，CDR判定は患者を全体的にきちんと聴取するということが基本です。例えば記憶は心理検査の結果にダイレクトに影響しますが，教育歴によっては点数が低く出ることもあり，その点数だけみて認知症と判断してしまうこともあるかもしれません。しかしCDRを使うと，記憶以外の部分が正常で，生活が普通にできると判定することもできます。

（目黒光恵）

4 CDR 0.5 の場合
軽度認知障害（MCI）と判定されたらどうするか？

ポイント

- 軽度認知障害（MCI）は，臨床的な意味での「病気」ではない。しかし，その背後にアルツハイマー病などの「病変」が進行している場合がある。軽度認知障害全体の 5〜15% が，1 年後に認知症に移行することが，世界的に確かめられているので，定期的な追跡が必要である。本人の物忘れの自覚は全く当てにならない。むしろ，家庭内の電気機器の使い方が不得手になったり，地域社会の活動範囲が減少したという自覚がある場合がある。より高齢で，CDR 評価尺度上「記憶」だけでなく，「家庭生活および趣味・関心」「地域社会活動」の項目も 0.5 と判定される群が，より認知症に移行しやすいことがわかった。さまざまなアクティビティへの参加は生活の質（QOL）を高める場合もあり，本人が嫌がらない場合は意味があるが，認知症への移行を遅らせる効果はない。

1 MCI の概念

　MCI（mild cognitive impairment，軽度認知障害）の用語自体は CDR と同様の観察法である，Global Deterioration Scale（GDS）(Reisberg et al, 1988) stage 3 として Reisberg らによって初めて用いられた(Flicker et al, 1991)が，Petersen ら(1997)により，新たな定義がなされた。表 11 にその診断基準を示す。すなわち，① 物忘れの訴え，② 客観的な記憶障害，③ 全般的認知機能は正常，④ 日常生活に問題なし，⑤ 認知症ではない，の項目を満たす状態である。この MCI を CDR 評価表に当てはめれば，図 15 に示すように，記憶が 0.5 で，他がすべて 0 の状態に相当する。

　しかし Morris ら(2001)は，物忘れの訴えはあまり関係ないこと(Carr et al, 2000)や，CDR 0 の状態においてさえ病理学的にはアルツハイマー病の変化を認める場合があることにより，MCI 概念は必要なく CDR 0.5 で十分とし，図 16 のように CDR 0.5 を 0.5/uncertain dementia，0.5/incipient DAT，0.5/DAT に分類している。

　筆者の考えは，以下の通りである。外来受診者からは，当然物忘れの訴えがあるも

表11 MCIのPetersen基準

1）主観的な記憶低下の訴え
2）正常高齢者に比較し記憶の低下
3）全般的知能は正常
4）日常生活上問題なし
5）認知症ではない

(Petersen RC, et al. Arch Neurol 1999 ; 56 : 303-308. 筆者訳)

	健康	認知症疑い
CDR	0	0.5
記憶		
見当識		
判断力		
地域生活		
家庭生活		
介護状況		

■ MCI : mild cognitive impairment

■ "very mild AD"
Morrisらのいうvery mild ADを狭く解釈

図15 CDR評価表におけるMCI（Petersen）

	健康	認知症疑い
CDR	0	0.5
記憶		
見当識		
判断力		
地域生活		
家庭生活		
介護状況		

■ CDR 0.5/uncertain dementia
記憶以外は異常が不確実

■ CDR 0.5/incipient DAT
記憶＋2項目以下

■ CDR 0.5/DAT
記憶＋3項目以上

図16 CDR 0.5の下位分類（Morris）

のの，認知症は本質的に自覚症状がない病気である．また，バイアスの少ない調査を国内外で施行してわかったが，健常と認知症の境界状態にある高齢者は必ずしもその自覚があるとは限らない．むしろ自覚のない高齢者こそが問題であって，家族によって異常を気づかれていることが多い．その意味で基本的にCDRを作成したMorrisの考えに一致する．

2 認知機能と生活障害の特徴

　筆者らが地域で行ってきた脳卒中・認知症・寝たきり予防のための田尻プロジェクトでは、CDR 0.5 高齢者の認知機能と生活障害の特徴を検討してきた。言語性記憶を評価するために、ADAS[29]単語リスト学習課題を試行した結果、CDR 0.5 群は、再認が良好なものの自由再生が低く、さらに課題施行中1度も再生されなかった単語（非再生語）が認められた (Hashimoto et al, 2004)。そこで教育の影響が少ないとされる、無意味図形[30]（Rey 複雑図形）を用いて、学習能力を検討した結果、健常と異なり CDR 0.5 群では学習の効果を認めなかった (Kasai et al, 2006)。また、MMSE に含まれる自発書字課題を用いて、書字能力を文字形態と運用の誤りの点から分析した結果、仮名の形態の誤り、送り仮名など運用の誤りが認められ、注意力の低下が示唆された（赤沼ほか、2004）。さらに、記憶に負荷のかからない Benton 視覚弁別課題[31]を施行した結果（佐藤ほか、2001）、CDR 0.5 群において、すでに総得点や周辺図形の誤りが認められた。

　以上に共通するのは、記憶や言語、視空間機能などの認知ドメインそのものの障害ではなく、その基礎にある「注意力」の障害といえる。注意は、注意の維持、分割的注意[32]、転導[33]に分類されるが、アルツハイマー病の初期から特に後2者が障害されることが報告されており (Perry et al, 1999)、CDR 0.5 群においても、認知障害の基礎をなしていると考えられる。

　認知機能障害を示すものの、生活に支障をきたさない状態が「境界状態」であると前述した。しかし CDR 0.5 高齢者には、認知症のように生活に支障を認めるほどではないものの、軽度の生活障害が認められる場合がある。物忘れの訴えは健常とCDR 0.5 で差を認めないものの、生活障害については CDR 0.5 独特の表現で自覚していることがある。日常の家事には、動作の系列化（洗濯物を洗って、干して、畳んで、しまう）、並列化（洗濯機を使用しながら料理をする）、計画性（献立を考えて買い物をし、料理に取りかかる）などが必要であるが、これは神経心理学的に「遂行機能」と呼ばれており、前述の「注意力」にも関連する。家電製品や TV のリモコン、スイッチの取り扱いなどは「IADL（日常生活における道具使用の能力）」であるが、CDR 0.5 はどちらも軽度の障害を示すことがある。今まで行っていた趣味や関心が薄れ、「何となく億劫になる」のも特徴である。また、服薬管理や日程などの予定管理がずさんになり、外来受診日を間違えたり、今まで行っていた地域の老人会の仕事が

---

[29] Alzheimer Disease Assessment Scale の略。記憶、見当識、言語、構成能力などを評価する。
[30] 具体的な絵などのような意味を有する図形ではない図形。
[31] 大図形と小図形（周辺図形）の組み合わせからなるサンプル図形セットを見ながら、4つの図形セットの中からサンプル図形セットと同じセットを選択する課題。サンプルを見ながら行うため、記憶に負荷がかからず、視空間機能を評価できる。
[32] 同時に複数の対象に注意を向けることのできる能力。
[33] ある対象から別の対象に注意を切り替える能力。

億劫になったりする場合がある。また，地域の集まりなどへの参加の意欲も低下し，活動範囲が減少することも特徴である(Meguro, Yamaguchi et al, 2004)。

また，田尻プロジェクトの有病率調査の過程で発見された CDR 0.5 群を対象に，心理社会的介入を施行した。すなわち，見当識訓練＋回想法グループワークを週 1 日 6 か月間行った結果，介入群で MMSE の維持(非介入群では悪化)，前頭葉機能の改善(非介入群では横ばい)を認めた(Ishizaki et al, 2002)。また情動面の改善が認められた。このように CDR 0.5 状態において，心理社会的介入の効果はある程度認められる。ただし，介入時点における効果があったとしても，それはその時点において脳の残存機能の賦活が可能であったということであって，それを縦断的に認知症の発症遅延活動と混同してはならない。これは，健常高齢者への介入同様，地域社会で積極的に活動を行っているスタッフなどに陥りやすい誤解である。薬物的介入に関しては，エビデンスは Petersen ら(2005)によるもの以外はない。アルツハイマー病同様，進行を遅延させる可能性は否定できないが，有病率の高さから医療経済的影響についても検討が必要である。

3 認知症への移行と包括的介入の方針

さらに，田尻プロジェクトでは，1998 年の有病率調査の 5 年後に発症率調査を施行し，どのような群が，その後認知症に移行したかを検討した。その結果，より高齢である場合，「記憶」だけでなく「家庭生活および趣味・関心」や「地域社会活動」などの CDR 項目に 0.5 の判定がつく場合が，より認知症に移行していた。喫煙や飲酒，食生活，ソーシャルサポートなどの生活習慣，高血圧や糖尿病などの血管性危険因子の有無，有病率調査と発症率調査の間に行っていた心理社会的介入の効果を詳細に検討したが，認知症への移行に対して，有意な影響は認められなかった(Meguro et al, 2007)。当初，旧・宮城県田尻町(現・大崎市)の保健師も，さまざまなアクティビティによる認知症発症防止効果がなかったことに落胆していた。しかし，ほとんどの参加者が意欲的に参加し，介入活動の終了時に集計した感想文では，ほぼ全例で意義を認めていた。また，モデル地区を選んでの評価では，「生活満足度尺度」で評価される QOL が改善している例が認められた。したがって，このような活動は「認知症発症防止活動」ではなく，「QOL 維持活動」とでも称されるべきものであり，行う意義は大いにあると考えられる。

次に，アルツハイマー病と血管性認知症の疾患別に，基準時の心理検査と MRI 所見を用いて，CDR 0.5 からの移行について検討した。その結果，アルツハイマー病は全般的な低い認知機能と MRI 上の全般的な脳萎縮が関係し，血管性認知症は，認知機能のなかでも流暢性などの前頭葉機能，萎縮でも前頭葉，側頭葉の萎縮，および重度の白質病変や脳血管障害が有意に関係していた。

さらに，血管性認知症への移行は，2 つのパターンが認められた。1 つは脳梗塞の

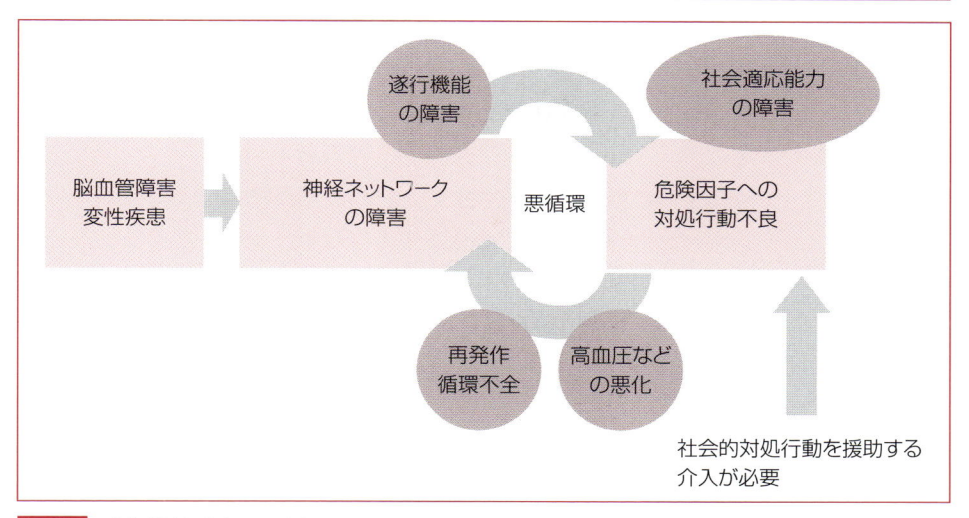

図17 遂行機能障害の悪循環

発作後，NINDS-AIREN 基準を満たすタイプで，もう1つは CDR 0.5 で既に脳血管障害を認め，皮質下血管性認知症の診断基準を満たし，その後に高血圧や糖尿病などの血管性危険因子のコントロールが不良のために重症化したタイプである。神経心理学的には遂行機能・IADL 低下などが認められるが，図17 に示すように遂行機能の障害が社会適応能力の障害を引き起こす。具体的には医療機関の受診や服薬管理などが困難になり，危険因子が悪化してしまい，再発作を生じるという悪循環に陥る。地域における介入としては，そのような対処行動をいかに援助するかということが必要になる。

以上より，血管性認知症，特に皮質下血管性認知症に関しては，高血圧や糖尿病などの危険因子の管理，特に服薬行動のサポートが重要である。CDR 0.5 のある割合が臨床的なアルツハイマー病に移行していくが，CDR に基づく日常生活の観察と，神経心理検査，そして MRI の組み合わせが，認知症に移行しやすい群の発見に有効である。

認知症予防という場合，どうしても第一次予防（発症の防止）に視点が向きがちであるが，過度の負担を与えずに正しい理解を浸透させることが重要である。なぜならば，生活習慣と関係させた一次予防を強調すると，「認知症患者の自己責任説」が生じ得るからである。すなわち，「○○しないから認知症になった」と，自分の努力が足りない結果，その病気になったのだと，責任を患者本人に押しつける形になりかねない。大切なことは，第二次予防としての医療連携と，第三次予防としての生活支援である（重要公式 8）。ただし，生活習慣病の影響に関しては，田尻プロジェクトは 65

重要公式 8 ▶
・認知症予防＝医療連携（第二次予防）
　　　　　　　生活支援（第三次予防）

歳以上の高齢者が対象であるので，有意な関連が導き出せなかった可能性が否定できない。現在，「健康日本21」などのプロジェクトが各地域で開始されているが，生活習慣病と認知症の関係については，中年期からの，より長期のスタディが必要である。

　以上のことは，検討課題としつつも，地域住民に対する啓発として大切なことは，「ボケないために，○○療法をがんばりましょう」ではなく，「ボケても，安心して暮らせる地域社会を作りましょう」ということである（**重要公式9**）。そのためにも，認知症に対する正しい理解と適切なサポート体制が必要である。

重要公式9 ▶
- 認知症予防（第一次予防）に過度の負担をかけないこと。
- 「ボケないために○○療法をがんばりましょう」ではなく，「ボケても安心して暮らせる地域社会を作りましょう」のほうが大切。

● コラム ●　CDR ―情報の整理と，足りない情報をどう引き出すか

　私は地域包括支援センターの保健師として，とにかく困って相談にきた，という方の相談を受けている立場にいます。CDRの下位項目に基いて相談情報を整理しています。情報の整理には，たくさんある情報の整理と，足りない情報をいかに引き出し埋めていくかという2つがあると考えています。保健師や，訪問看護師が，特定の患者のところを訪問し，日常生活の様子を観察する視点やその情報の整理にCDRは有用なツールになると思います。

　例えば「家族がどうもおかしい」という相談に対して，「このことも気になりますか？」と話を聞いていくうちに認知症であることがわかったりします。また専門医に紹介するときも，家族が必要な情報を伝えることは難しそうな場合，私が話を聞いて整理した情報のメモを医師に渡してもらうようにしています。医師からも，「自分ではわからない情報があって助かった」といわれたこともあります。

　こんなケースもありました。地域包括支援センターに，幻聴を主訴とする人の相談があり，別の保健師が担当しました。その人は65歳を過ぎていたこともあり，最初は認知症による症状だと思ったようですが，CDRにより整理してもらったところ，記憶や見当識に問題がなく，統合失調症などの別の精神疾患の可能性があることがわかりました。

　認知症の中核症状には何があるのかを基本としてわかっていないと判定ができない部分もありますが，それを学んだうえで，次のステップとしてCDRを使ってみることをお勧めします。

（大谷みち子）

5 こんな相談が寄せられた
どのように考え，どう対処するか？

「はじめに」で述べたように，実際の相談事例に対して，これから相談先に訪問する場合に聞くポイントや，その後の対処方針について，自分なりに回答できるようになったであろうか．以下は，再掲となるが，流れをもう一度確認してほしい．

> 問1. 相談情報の整理と，それから予想される臨床的認知症尺度(Clinical Dementia Rating ; CDR)判定は？ つまり，認知症かどうか？
> 問2. 実際に訪問する際に，どのような点に注意して情報を整理するか？
> 問3. 考えられる状態は？
> 問4. 今後留意する点は？

本書の目的は，実際の地域の保健医療現場で，以下のような相談事例が寄せられた場合，どのように考え，どう保健医療福祉を連携させて包括的に対応すべきかについて，1つの考え方を提示するものである．すなわち，図18 に示すように5段階からなるプロセスである．

① まず，よせられた相談を表1：相談情報の整理表(☞5ページ)に基づいて整理する．
② 次に，実際に訪問して表2：訪問調査票(☞6～8ページ)に基づいてCDR判定に必要な情報を聴取する．
③ CDRを図2：CDR判定表(☞9ページ)に基づいて，総合的に判定する(図2-2を書き込み用に活用するとよい)．
④ CDR 1+(認知症)の場合，かかりつけ医・専門医と連携して，表3：専門医に紹介する情報の整理表に基づき各診断基準(表7～10, ☞40, 41, 43, 45ページ)によって，認知症の原因疾患を診断する．
⑤ 表4：包括的ケアプランの要点の確認表(☞11ページ)を参考に，包括的ケアプランを作成する．

```
相談情報の整理            表1：相談情報の整理表
      ↓
CDR判定に必要な情報を聴取   表2：訪問調査票
      ↓
CDR判定                  図2：CDR判定表
      ↓
専門医に紹介する情報の整理  表3：専門医に紹介する情報の整理表
      ↓
認知症の原因疾患の診断     各診断基準（表7〜10，第3章参照）
      ↓
包括的ケアプランの作成     表4：包括的ケアプランの要点の確認表
```

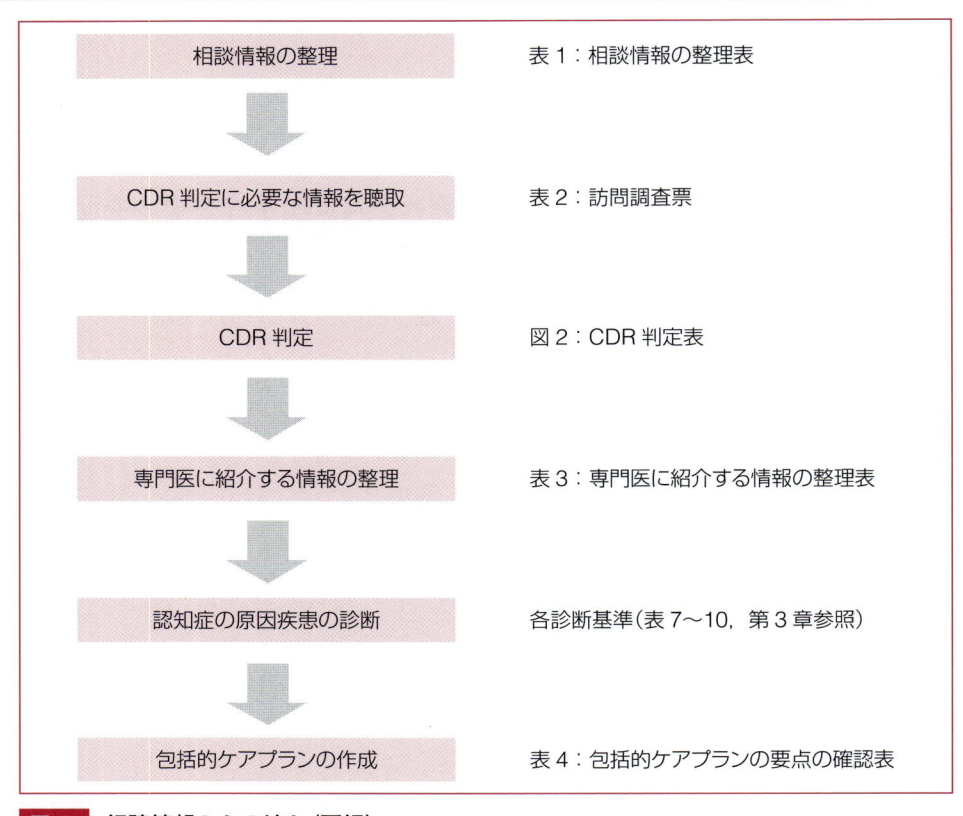

図18 相談情報からの流れ（再掲）

事例1・Aさん　女性　68歳　高校卒。夫と2人暮らし

【相談内容】　夫より

Aさんは高校卒業後，和裁の専門学校を出ている。和裁と俳句が趣味。高血圧のため，4年前より通院中である。昨年より，ときどき物忘れがあり，最初は「単なるど忘れ」と思ったが，続いているので心配である。遊びに来たお客さんの名前がすぐ出てこなくなった。先日は火の消し忘れがあり，鍋を焦がした。高血圧の薬を飲み忘れたこともある。近所で行われている俳句の会に，定期的に参加しているが，最近少し億劫になり，違う日に会場に行ってしまったこともある。スーパーでの買い物は，計算も間違うことはないし，掃除や洗濯などの家事も一応こなしている。あまり夫が物忘れを指摘するので，気分がふさぎ込んでいる日もある。TVや映画でアルツハイマー病のことを報道しており，Aさんも自分がそうではないか，進行予防のために「○○療法」をするべきかどうか，悩んで夫が相談にきた。

問1　相談情報の整理と，それから予想されるCDR判定は？

相談情報は既に整理してある。CDR予想の①〜⑥を埋めよ。

CDR項目	観察ポイント	相談情報から聴取できる要点	CDR予想
現疾患・既往歴	医療機関名，受診回数や方法，服薬は管理できるか。現在飲んでいる薬は何か。	近医に高血圧で通院中。	
記憶	同じ話を繰り返さないか。さっきのことを覚えているか。大きな出来事を覚えているか。物忘れはいつ頃からか。	昨年より物忘れが続いている。人の名がすぐ出てこない，鍋を焦がすことあり。薬の飲み忘れ。	①
見当識	日付・曜日・時間の感覚。道に迷わないか。	俳句の会の日付ミス。	②
判断力と問題解決	お金の計算，新聞やテレビの内容を理解しているか。会話はスムーズか。	買物は問題なし。	③
地域社会活動	地域の中での役割が以前と比べどうか。地域の関わりはどうか。皆と会うのが億劫か。	俳句の会に参加しているが億劫になった。	④
家庭生活および趣味・関心	以前，行っていた趣味や興味のあったことが今はどうか。料理や掃除など家事はできているか。得意料理を作るのが億劫か。部屋の様子はどうか。	掃除や洗濯などの家事は一応こなしている。	⑤
介護状況	排泄，更衣，身だしなみなどはどうか。化粧やひげそりなどはどうか。介護は受けているか。	（相談情報からは不明）	

となり，相談情報からは（⑥　　　　　　　）が疑わしいことがわかる。

事例1　実際の訪問

(X：保健師　Y：家族　Z：本人)

1）夫から聴取

X：今日は，お時間を取っていただき，ありがとうございます。
Y：よろしくお願いします。
X：これからAさんのことをお聞きしますが，あなたはAさんのことをよくご存知ですね[34]。
Y：はい，家内のことはよくわかっているつもりです。

● 記憶

X：では，あなたから見て，Aさんは普段の生活で，物忘れはありますか。
Y：はい，あります。
X：それは一貫した，毎日続くような問題ですか。
Y：毎日ではありませんが，2〜3日おきにみられる感じです。
X：Aさんは昨年に比べて，物覚えはいくぶん悪くなりましたか[35]。
Y：少し悪くなったと思います。
X：その物忘れは，数年前まで行っていた日常生活に，差し障りをきたすほどひどいですか[36]。
Y：何とかかろうじて，生活はできている，というところです。
X：Aさんは，遠い昔の大切な記憶（例えば誕生日，結婚した日など）を，覚えていますか。
Y：それは覚えていると思います。
X：1週間くらい前の出来事で，当然Aさんが覚えているはずの出来事を，教えてください。
Y：一緒に，鳴子温泉に行きました。
X：何月何日の何時頃，どうやって行きましたか。その時のことを詳しく教えてください[37]。
Y：1月25日の午前10時頃，田尻駅から鉄道に乗り，小牛田駅で乗り換えて鳴子温泉で降りました。そこからT旅館までは，近かったので歩いていきました。
X：お二人で行かれたのですか。
Y：はい。そうそう，旅館で佐藤さん夫婦に出会いました。一緒にカラオケをしましたよ。

---

[34] 家族の中には，同居しておらず普段の生活がわからない人もいる。CDR関連情報は，必ず普段の生活がわかっている人から聴取すること。
[35] 心理テストでは，昨年そのテストを受けているとは限らない。昨年に比べて物忘れがどうなったかを尋ねることが，観察法CDRの重要な点の1つである。
[36] 認知機能障害が，日常生活に支障をきたす状態が，認知症。この質問は，詳細に聞くこと。
[37] 家族の中には，「私だって詳しくは覚えていません」と言う場合がある。その場合は，「健常なあなたが忘れていることは，問題ない」と言い，可能な限り情報を聞き出すこと。

X：何泊したのですか。
Y：2泊しました。
X：ありがとうございました。では，1か月ほど前の出来事を同じ様に詳しく教えてください。
Y：ちょうど年の暮れですが，仙台から娘夫婦が来て1泊しました。夕食は，家内がみんなのぶんを作りました。ただ，煮物の味が，少し変わったようだと娘に言われました[38]。
X：ご主人も，Aさんの煮物の味が変わったと思いますか。
Y：娘に言われて気づいたのですが，少し変わったと思います。

● 見当識

X：Aさんは，今日が何年何月何日，何曜日かを，いつも正確に知っていますか。
Y：たぶん大丈夫だと思います。
X：Aさんは，いろいろな出来事の時間的順序，例えば昨日起こったことと，1週間前に起こったことの順序を理解することは大丈夫ですか。
Y：ときどき，日にちを間違います。
X：Aさんは，家の近所で，道に迷ったりしませんか[39]。
Y：迷わないと思います。
X：Aさんは，家の中で自分の部屋とトイレの間など，迷わずに移動できますか[40]。
Y：それは大丈夫だと思います。
X：家より遠い所，例えば，田尻から鳴子温泉へどうやって移動するか説明できますか[41]。
Y：それは大丈夫だと思います。

● 判断力と問題解決

X：あなたがAさんの現在の問題解決能力を，全体的に見た場合，以前と同じくらいよいですか，以前よりは低下したが，よいほうですか，まあまあですか，悪いですか。
Y：そうですね，同じくらいだと思います。
X：Aさんの，お金を取り扱う能力，例えば両替，おつりの計算などはどうですか。
Y：何とかできると思います。
X：Aさんは，家の中の緊急事態，例えば水道の水漏れや，火災などに対処できますか。
Y：何とかできると思います。

38　料理は，遂行機能の中でも高度なものである。味つけの変化は，重要な所見である。
39　場所の見当識の中でも，道順障害の有無を聞いている。
40　場所の見当識の中でも，方向性定位障害の有無を聞いている。
41　場所の見当識の中でも，地誌的表象能力（記憶）の障害の有無を聞いている。

● 地域社会活動
X： Aさんはまだ働いていますか。
Y： ずっと主婦をしています。
X： Aさんは車を運転していましたか。
Y： 車ではありませんが，買い物に行くとき，スクーターに乗って行きます。
X： Aさんは今も運転していますか。
Y： はい。ただ，「ときどきスクーターの調子が悪い」と家内が言うので調べたのですが，スクーターには問題がないのですが，エンジンのかけ方をときどき間違っているようです。
X： Aさんは，ひとりで家庭外の社会活動を行うことができますか。
Y： 俳句の会に参加していますが，最近億劫になったとこぼしていました。
X： もし別の人が偶然，Aさんを見た場合，その人はAさんが病気だと思うほどでしょうか。
Y： そんなことはないと思います。

● 家庭生活および趣味・関心
X： Aさんは，家事はどのくらいできますか。
Y： ほとんど問題ありません。ただ，先ほども言いましたが，料理の味つけが変わったような気がします。あと，テレビのリモコン操作が不得手になったような気がします。

● 介護状況
X： Aさんは，服をきちんと着ることが出来ますか。
Y： 大丈夫です。
X： 顔を洗ったりできますか。
Y： 問題ありません。
X： 食事の動作やトイレはどうですか。
Y： 全く問題ありません。
X： ありがとうございました。

2）本人から聴取

　面談前の印象：服装，化粧その他に問題はない。部屋もきれいに片づいている。
X： これからいろいろお聞きしますが，気楽にお答え下さい。
● 記憶
X： まず，Aさんは，ご自分で物忘れが気になりますか。
Z： 気になります。いつも主人に怒られてばかりです。
X： あなたのご主人が，先ほどあなたが経験した出来事について話してくれました。それについて教えてください。1週間前に，どこかに行きましたか。
Z： 1週間前ですか，ええと，主人と温泉に行きました。

X：どちらの温泉の何と言う旅館ですか。
Z：ええと，鳴子温泉の，旅館の名は思い出せません。
X：T旅館ですか，S旅館ですか，K旅館ですか。
Z：そうそう，T旅館です[42]。
（見当識）
X：それでは，ご自宅からどうやって鳴子温泉に行くか，教えてください。
Z：はい，自宅からJR田尻駅までは歩いてすぐです。その後，東北本線の上りで小牛田に行き，そこで陸羽東線に乗り換えて，鳴子温泉駅です。
（記憶）
X：よく覚えていらっしゃいますね。では，その旅館でどなたかにお会いしましたか。
Z：いいえ，主人と二人で行ったので。
X：佐藤さんか，田中さんか，高橋さんには会いませんでしたか。
Z：あ，すみません。佐藤さんが来ていました。一緒にカラオケを歌ってね，これだからいつも主人に叱られるんです。
X：何泊しましたか。
Z：2泊です。
X：では，1か月前，年末ですが，誰か来ませんでしたか。
Z：娘たちが来ました。
X：何かご馳走しましたか。
Z：娘たちは田舎の煮物料理が好きなので，私が作りました。おいしいと喜んでくれました。
X：それはよかったですね。ところで，今から私が，人の名前と住所を言いますので，少しの間覚えておいてください。仙台市，青葉通，4丁目，佐藤，太郎。
Z：仙台市，青葉通，4丁目，佐藤，太郎。
X：そうです。

● 見当識

X：今日は何月何日ですか。
Z：ええと，2月のたしか2日ですか（正解）。
X：今日は何曜日ですか。
Z：たしか，金曜日です（誤り）。
X：ここは何町のどこですか。
Z：田尻町の自宅です（正解）。
X：時計をみないで，今何時頃かわかりますか。

---

[42] 回答をいくつか示して選ばせるとできることから，再認ができることがわかる。

Z： 午後2時頃ですか（正解）。

（記憶）

X： さっき覚えてもらった住所と名前を教えてください。

Z： 仙台市，4丁目，佐藤，太郎です。

● 判断力と問題解決

X： 少し頭を使うことを聞きます。鉛筆とペンの似たところは，字を書くものである，ということです。それでは，人参とジャガイモの似たところは何ですか。

Z： どちらも野菜です。

X： では，川と用水路の違いは何でしょうか

Z： 川は自然のもので，用水路は農業にも使います。

X： 5円玉がいくつあると100円になりますか。

Z： ええと，20枚です。

X： 借りてきた傘をなくしたらどうしますか。

Z： 謝って，弁償します。

X： 封がされたままの郵便封筒を拾ったら，どうしますか。それには宛名が書いてあり，切手も貼ってあります[43]。

Z： そうですね，郵便局に届けますね。

X： どうもありがとうございました。

問2　実際の訪問から得られた情報の整理と，総合CDR判定は？

実際の訪問から得られた情報は既に整理してある。CDR判定の⑦〜⑬を埋めよ。

項目	調査票の結果	CDR
記憶	1週間前の温泉旅行の出来事自体は覚えているが，細かい情報が不確か。しかし，再認は可能。1か月前の出来事自体も覚えている。5単語は1回で覚えられたが，見当識を聞いた後，1つ忘れていた（記銘は良好，再生が不良）。	⑦
見当識	時間の見当識は，曜日が不確か。場所の誤りは目立たない。家の近所で迷うこともない。田尻から鳴子への行き方を説明できる。	⑧
判断力と問題解決	類似性・差異の指摘，計算能力は特に問題なし。社会的判断の質問にも正しく回答できた。	⑨
地域社会活動	俳句の会に参加しているが，少し億劫になった。買い物に行くときに乗る，スクーターのエンジンのかけ方が不確か。	⑩
家庭状況および趣味・関心	料理の味つけが変わり，テレビのリモコン操作が不得手になった。	⑪
介護状況	服装その他特に問題ない。	⑫

---

43 第2章でも述べたが，Cognitive Abilities Screening Instrument (CASI)の他の質問を利用することも1つの方法である。例えば，封がされたままの郵便封筒を拾ったらどうしますか。それには宛名が書いてあり，切手も貼ってあります。隣の家が火事になっているのを見たら，どうしますか，など。

以上より，総合判定：(⑬　　　　　　　)と判定。

事例1　その後の経過

まず，かかりつけ医に相談した．受診時に物忘れが目立たないかどうか訪ねたところ，再来受診時に残薬数が目立つことや，予約日を間違えたこともあったとのこと[44]．

臨床経過	昨年より物忘れ，発症日を同定できない．その後の経過は，変動性．脳卒中発作はなく，人格変化も目立たない．頭部外傷の既往もなし．
血管性危険因子	高血圧が4年前から．薬の飲み忘れや，受診日のミスもみられる．
神経症候	脳神経所見：眼球運動障害や，構音障害・嚥下障害なし．麻痺・パーキンソニズム，感覚障害も目立たない．反射の左右差や異常反射，小刻み歩行，失禁も目立たない．

その後，専門医を受診．

精神症状	夫から物忘れを指摘されて，気分が沈んでいる[45]．
神経心理学的所見	・MMSE は 27 点，失点は 3 単語再生(1/3)と曜日の誤り ・軽度の記憶障害と時間の見当識障害． ・言語・空間認知の問題なし．透視立方体の描画も良好．
MRI 所見	脳梗塞などはなく，脳全体の軽度の萎縮が認められた．海馬の萎縮が軽度認められたが，明らかな異常という程ではない．

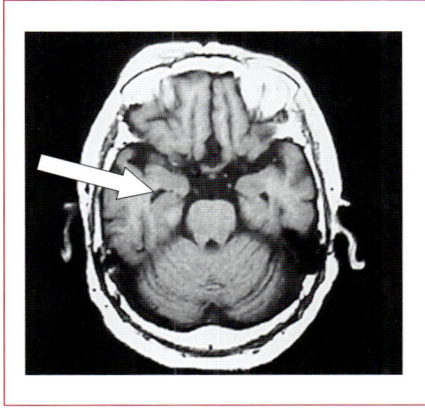

MRI-T$_1$ 強調画像．OM＋30 mm の軸状断．側脳室下角の前壁は扁桃体，後壁は海馬．両者の萎縮があると，側脳室下角が拡大してみえる．この症例は，ごく軽度．

---

[44] 薬の飲み忘れや，受診日の誤り，検査したことを忘れる，毎回同じことを訴えるなどは，かかりつけ医が遭遇しやすい症状の1つである．
[45] 男性介護者が，妻の物忘れを問題視して指摘しすぎると，妻がそれに反応して気分が沈みこんでしまうことがよくみられる．また，男性介護者が「○○療法」で直してみせる！　などと意気込む場合もあるので，要注意．

問3　考えられる状態は？

(⑭　　　　　　)

問4　今後留意する点は？

(⑮　　　　　　　　　　　　　　　　　　　　　　　　　　　　　　　　　　　　　)

A. 脳神経	① 薬物療法	基本的に専門医に相談する。ドネペジルの内服により，認知機能の進行を遅らせることができるという報告があるが(Petersen et al, 2005)，本邦では保険適用がない。定期的な観察とフォローアップが原則で，アルツハイマー病の臨床的診断基準を満たした場合，薬物療法の適応になる。
	② 心理社会的介入	本人の生活歴を考慮した心理社会的介入，例えばAさんの場合，俳句など。
B. 身体面	① 合併症	高血圧の管理[46]。
	② ADL	ADL上は問題ない。
C. 社会面	① 家族	物忘れを指摘したがる夫へ，距離を置いた見守り。本人が好まない場合，「○○療法」を行う必要のないことを教育。
	② 地域	俳句の会のメンバーへの対処など。

46　具体的にどうするか？　「食事の味つけが変わった」主婦への食生活指導や，降圧剤の飲み忘れが目立つ場合に，具体的にどのように指導するのかを考えること。ケアとは，きわめて具体的な問題である。

事例2・Bさん 女性 75歳　短大卒。夫・長男夫婦・孫1人の5人暮らし

【相談内容】 嫁より

3年前頃から物忘れが出てきた。穏やかな口調ではあるが，何度も同じことを聞いてくる。もともと料理好きのため昼食を作るが，鍋を焦がすことも多くなって，夫から叱られる。それに対して「もう年だから，鍋の1つや2つ焦がすこともあるわよ。」と明るく答える。また，近所のスーパーに買い物に行くが，計算を間違えたり，買って来た生ものを冷蔵庫にきちんとしまえないようになった。ゴミ捨てにもスタスタと早足で行くものの，ときどき曜日を間違えることが増えた。また，「うちの嫁がごはんを作らない」などと事実と異なる話を周囲に言ったりすることがあり，近所の人からその話を聞いた嫁はとてもショックであった。Bさんは，趣味の生け花の会にも行きたがらないようになり，家事もゴミ捨て以外はあまりしたがらないようになった。10年前から高血圧のため通院中であるが，内服中の3種類の薬の残数がバラバラで，以前のBさんとは違うと感じた嫁が相談に来た。

問1　相談情報の整理と，それから予想されるCDR判定は？

相談情報を整理し，CDR予想を立てて①～⑫を埋めよ。ただし，相談情報のみでは，不明の場合もある。

CDR項目	観察ポイント	相談情報から聴取できる要点	CDR予想
現疾患・既往歴	医療機関名，受診回数や方法，服薬は管理できるか。現在飲んでいる薬は何か。	①	
記憶	同じ話を繰り返さないか。さっきのことを覚えているか。大きな出来事を覚えているか。物忘れはいつ頃からか。	②	③
見当識	日付・曜日・時間の感覚。道に迷わないか。	④	⑤
判断力と問題解決	お金の計算，新聞やテレビの内容を理解しているか。会話はスムーズか。	⑥	⑦
地域社会活動	地域の中での役割が以前と比べどうか。地域の関わりはどうか。皆と会うのが億劫か。	⑧	⑨
家庭生活および趣味・関心	以前，行っていた趣味や興味のあったことが今はどうか。料理や掃除など家事はできているか。得意料理を作るのが億劫か。部屋の様子はどうか。	⑩	⑪
介護状況	排泄，更衣，身だしなみなどはどうか。化粧やひげそりなどはどうか。介護は受けているか。	相談情報からは不明	

となり，相談情報により（⑫　　　　　　）が疑わしいことがわかる。

事例2　実際の訪問

(X：保健師　Y：家族　Z：本人)

1）嫁から聴取
X：今日は，お時間をとっていただき，ありがとうございます。
Y：よろしくお願いします。
X：これから，Bさんのことをお聞きしますが，あなたはBさんのことをよくご存知ですね。
Y：はい，私が嫁いでからずっと一緒に住んでいるので，よくわかっております。

● 記憶

X：では，あなたから見て，Bさんは普段の生活で，物忘れはありますか。
Y：はい。ありますね。
X：それは一貫した，毎日続くような問題ですか。
Y：はい，そうです。
X：Bさんは昨年に比べて，物覚えはいくぶん悪くなりましたか。
Y：はい，悪くなったと思います。
X：その物忘れは，数年前まで行っていた日常生活に，差し障りをきたすほどひどいですか。
Y：はい，ひどいです。
X：Bさんは，遠い昔の大切な記憶（例えば誕生日，結婚した日など）を，覚えていますか。
Y：昔のことは，意外と覚えていると思います。
X：1週間くらい前の出来事で，当然Bさんが覚えているはずの出来事を，教えてください。
Y：そういえば，お盆休みに娘夫婦が来ました。
X：何月何日の何時ころですか。誰が，どうやってきましたか。詳しく教えてください。
Y：8月15日の午前10時頃，仙台から娘夫婦が車で来ました。おみやげの和菓子をもってきました。
X：夕食はどうしましたか。
Y：近くの食堂で，そばを食べました。
X：娘夫婦は泊まっていきましたか。
Y：はい，1泊しました。
X：次の日はどうしましたか。
Y：翌日の午前11時頃，お寺に歩いてお墓参りに行きました。そこで近所の山田さん夫婦に出会って世間話をしました。

X：ありがとうございました。

● **見当識**

X：Bさんは，今日が何年何月何日，何曜日かを，いつも正確に知っていますか。

Y：ああ，そういうことは難しいと思います。

X：Bさんは，いろいろな出来事の時間的順序，例えば昨日起こったことと，1週間前に起こったことの順序を理解することは大丈夫ですか。

Y：ときどき，間違います。

X：Bさんは，家の中で自分の部屋とトイレの間など，迷わずに移動できますか。

Y：それは大丈夫だと思います。

X：Bさんは，家の近所で，道に迷ったりしませんか。

Y：ゴミ出しには行くのですが，散歩などのときに，迷うことがあります。

X：Bさんは，家より遠い所，例えば，田尻町から鳴子温泉へどうやって移動するかを，説明できますか。

Y：たぶん難しいと思います。

● **判断力と問題解決**

X：あなたがBさんの現在の問題解決能力を，全体的に見た場合，以前と同じくらいよいですか。以前よりは低下したが，よいほうですか，まあまあですか，悪いですか。

Y：以前より悪いと思います。

X：Bさんの，お金を取り扱う能力，例えば両替，おつりの計算などはどうですか。

Y：以前より悪いと思います。

X：Bさんは，家の中の緊急事態，例えば水道の水漏れや，火災などに対処できますか。

Y：以前よりできなくなったと思います。

● **地域社会活動**

X：Bさんはまだ働いていますか。

Y：老人会の事務の手伝いをしていたのですが，もうやめました。

X：やめた理由はなんですか。物忘れのためですか。

Y：やはり，物忘れが強くて，差し障りが出たためです。

X：Bさんは車を運転していましたか。

Y：いいえ。

X：Bさんは，日用品を自分ひとりで買うことができますか。

Y：買い物には行きますが，同じ物を何回も買ったり，必要な物を買い忘れたりします。

X：Bさんは，ひとりで家庭外の社会活動を行うことができますか。

Y：生け花の会に参加していますが，最近億劫になってきたと，こぼしていました。

X：もし別の人が偶然，Bさんを見た場合，その人はBさんが病気だと思うほどで

しょうか。
Y： それが，愛想がいいので，どこもおかしくないと言うと思います。

● 家庭生活および趣味・関心

X： Bさんは，家の仕事（家事）はどのくらいできますか。
Y： 掃除機を使って掃除をしたり，簡単な料理を作ったりする程度です。
X： 以前はどうですか。
Y： 昔はきれい好きで，まめに掃除をしたり，手の込んだ料理を作ってくれました。
X： 趣味はどうですか。
Y： 生け花が趣味だったのですが，先ほども言いましたが，最近は生け花の会に行くのも，億劫になったようです。でも，勧めれば何とかひとりで行くことはできます。

● 介護状況

X： Bさんは，服をきちんと着ることが出来ますか。
Y： ときどきボタンを掛け間違ったりするので，私が注意します。
X： 顔を洗ったりできますか。
Y： ときどき私が声をかける必要があります。
X： 食事はどうですか。
Y： 箸の使い方なども，大丈夫です。
X： トイレのほうはどうですか。
Y： 特に問題ありません。
X： ありがとうございました。

2）本人から聴取

　面談前の印象：部屋は散らかっており，冷蔵庫の中も賞味期限切れの食品が無造作に入っていた。服装や化粧は，特に問題ない。

X： これからいろいろお聞きしますが，気楽にお答え下さい。

● 記憶

X： まず，Bさんは，ご自分で物忘れが気になりますか。
Z： 特に気になりませんね。まあ，年といえば年ですから，多少はあるとは思いますが。
X： あなたのご家族が，先ほどあなたが経験した出来事について話してくれました。それについて教えてください。1週間前に，どなたかが来ましたか。
Z： 1週間前ですか，誰も来ません。
X： よく思い出してください。仙台から娘さんが来ませんでしたか。
Z： 最近は来てないと思います。
X： お墓参りはしませんでしたか。
Z： そう言えば，したような気もしますが，でもしていないと思います。

X：8月15日は何の日ですか。
Z：お盆ですけど，終戦記念日でもありますね。
X：はい，わかりました。それでは今から私が，人の名前と住所を言いますので，少しの間覚えておいてください。仙台市，青葉通，4丁目，佐藤，太郎。
Z：はい，仙台市，青葉通，4丁目，佐藤，太郎。

● 見当識

X：今日は何月何日ですか。
Z：ええと，8月のたしか2日ですか(誤り)。
X：今日は何曜日ですか。
Z：たしか，金曜日です(誤り)。
X：ここは何町のどこですか。
Z：田尻町の自宅です(正解)。
X：時計をみないで，今何時頃かわかりますか。
Z：午後2時頃ですか(誤り)。
X：ところで，ご自宅からどうやって鳴子温泉に行くか，教えてください。
Z：ええと，自宅からJR田尻駅まではバスがありますが。その後，電車で行けますよ。鳴子温泉駅です。

(記憶)

X：さっき覚えてもらった住所と名前を教えてください。
Z：何のことですか。私の住所ですか。あ，そう言えば，仙台市がどうのこうのと。

● 判断力と問題解決

X：少し頭を使うことを聞きます。鉛筆とペンの似たところは，字を書くものである，ということです。それでは，人参とジャガイモの似たところは何ですか。
Z：どちらもスーパーで買う物ですね。
X：砂糖とお酢の違いは，甘いか酸っぱいかです。では，嘘と誤りの違いは何でしょうか。
Z：どちらも悪いことです。
X：では，川と運河の違いは何でしょうか。
Z：川は小さいけれど，運河は大きいですね。
X：5円玉がいくつあると100円になりますか。
Z：ええと，10枚です。
X：借りてきた傘をなくしたらどうしますか。
Z：弁償して謝ります。
X：どうもありがとうございました。

問2　実際の訪問から得られた情報の整理と，総合CDR判定は？

訪問から得られた情報を整理し，CDRを判定し⑬～㉕を埋めよ．

項目	調査票の結果	CDR
記憶	⑬	⑭
見当識	⑮	⑯
判断力と問題解決	⑰	⑱
地域社会活動	⑲	⑳
家庭状況および趣味・関心	㉑	㉒
介護状況	㉓	㉔

以上より，総合判定：（㉕　　　　　　　）と判定．

事例2　その後の経過

まず，かかりつけ医に相談．

臨床経過	3年前より物忘れ，発症日を同定できない．その後の経過は，緩徐進行性．脳卒中発作はなく，人格変化も目立たない．頭部外傷の既往もなし．
血管性危険因子	高血圧が10年前から．薬の飲み忘れがみられる．
神経症候	脳神経所見：眼球運動障害や，構音障害・嚥下障害なし．麻痺・パーキンソニズム，感覚障害も目立たない．反射の左右差や異常反射，小刻み歩行，失禁も目立たない．

その後，専門医を受診．

精神症状	嫁に対する被害的感情は確かにある様子である[47]．
神経心理学的所見	・MMSEは21点，教育歴を考慮すると正常カットオフ以下であった． ・著明な近時記憶障害，時間の見当識障害．遠隔記憶は比較的保持されている[48]． ・軽度の呼称障害があり，物の名前が出にくい． ・透視立方体の模写障害を認める．

---

[47] 情報を聴取した家族が，被害妄想あるいは被害的感情の対象になっている場合，訴えが大げさな場合があるので注意すること．

[48] 保持されている遠隔記憶を利用した回想法，障害されている見当識に対する見当識訓練が，神経学的に根拠を有することがわかる．

MRI所見	・脳梗塞などは認められない。 ・両側の海馬と脳全体の萎縮が認められた。
PET所見	頭頂連合野，後方帯状回の糖代謝の低下[49]

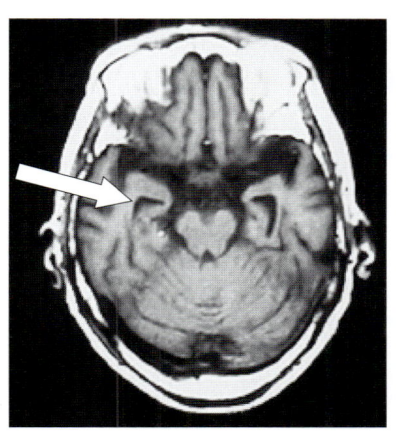

MRI-T₁強調画像。OM+30 mmの軸状断。側脳室下角の前壁は扁桃体，後壁は海馬。両者の萎縮があると，側脳室下角が拡大して見える。この症例は，明らかに認められる。

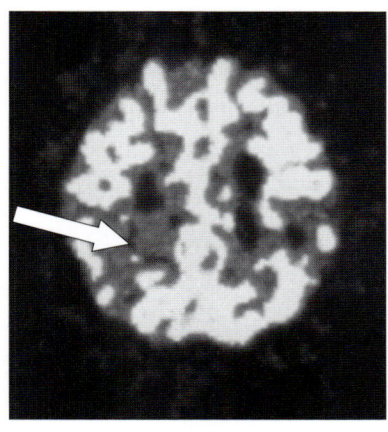

FDG-PET画像。OM+70 mmの軸状断。頭頂連合野の糖代謝が周囲に比べてより，低下していることがわかる。

問3　考えられる原因疾患は？

(㉖　　　　　　　　)

問4　ケアプラン上留意する点は？

A. 脳神経	① 薬物療法	基本的に専門医に相談する。 ㉗
	② 心理社会的介入	㉘
B. 身体面	① 合併症	㉙
	② ADL	㉚
C. 社会面	① 家族	㉛
	② 地域	㉜

---

[49] MRIで認められる海馬の萎縮と，PETで認められる頭頂連合野の代謝の低下の間に，関連が認められることから，両者間に存在する神経ネットワークの障害が，この疾患の特徴であることが示唆される（Yamaguchi et al, 1997 ; Meguro et al, 1999 ; Meguro, LeMestric et al, 2001）。

事例3・Cさん　男性　62歳　大学卒。妻・長男夫婦・孫1人の5人暮らし

【相談内容】妻より

　Cさんは，会社の経営をしながら，絵画や音楽を趣味としていて，最近まで自作の絵画を展覧会に出品したりするなど，意欲的であった。8年前から高血圧と糖尿病のために通院中であったが，58歳のときに，急に右手に力が入らなくなり，救急病院で診察を受けた。軽い脳梗塞という診断を受けたが，大きな麻痺もなく，特に介護も必要なく暮らしていた。物忘れも目立たなかった。しかし，2年前に再発作を起こして再入院となった。右上下肢に軽い麻痺があるものの，ゆっくりならば身の回りのことは1人で可能であったため，2か月で退院した。しかし，退院した頃より，物忘れが目立つようになった。また今日が何月何日なのか，不確かになった。家族も，Cさんの言葉が聞き取りにくくなったため，意思疎通が上手くいかず，つい怒ってしまいがちとのことであった。Cさんは口数も少なくなり意欲も低下し，周囲への関心もなくなった。また，ひげそりや着替えなども，自分からはしようとしなくなった。家の中の部屋に引きこもりがちになってしまい，このままでは本当に動けなくなるのでは……と心配した妻が相談に来た。現在の血圧は，通常で160/95 mmHg，空腹時血糖は150 mg/dL 位である。

問1　相談情報の整理と，それから予想される CDR 判定は？

　まず，相談情報を整理し，CDR 予想を立てて①～⑫を埋めよ。ただし，相談情報のみでは，不明の場合もある。

CDR 項目	観察ポイント	相談情報から聴取できる要点	CDR 予想
現疾患・既往歴	医療機関名，受診回数や方法，服薬は管理できるか。現在飲んでいる薬は何か。	①	
記憶	同じ話を繰り返さないか。さっきのことを覚えているか。大きな出来事を覚えているか。物忘れはいつ頃からか。	②	③
見当識	日付・曜日・時間の感覚。道に迷わないか。	④	⑤
判断力と問題解決	お金の計算，新聞やテレビの内容を理解しているか。会話はスムーズか。	相談情報からは不明	
地域社会活動	地域の中での役割が以前と比べどうか。地域の関わりはどうか。皆と会うのが億劫か。	⑥	⑦

事例 3．C さん，男性，62 歳

家庭生活および趣味・関心	以前，行っていた趣味や興味のあったことが今はどうか。料理や掃除など家事はできているか。得意料理を作るのが億劫か。部屋の様子はどうか。	⑧	⑨
介護状況	排泄，更衣，身だしなみなどはどうか。化粧やひげそりなどはどうか。介護は受けているか。	⑩	⑪

となり，相談情報では，（⑫　　　　　　）が疑わしいものの，言葉の問題の影響が否定できないことがわかる。

問 2　実際の訪問から得られた情報の整理と，総合 CDR 判定は？

実際に訪問してみると，発話に時間がかかり，構音の歪みも認められた。「自分の言葉と体が本当ではない」ことを気にして，涙ぐむ場面もあった。

面談内容は省略。訪問して得られた情報は既に整理してある。CDR 判定を行い，⑬〜⑲ を埋めよ。

項目	調査票の結果	CDR
記憶	数日前に親戚が訪ねて来たことを覚えてはいるものの（エピソード記憶の枠組みの保持），その人の名前がなかなか出てこなかった。5 単語を覚えるまでに，3 回もかかったが，覚えた単語はすべて思い出すことができた（記銘の障害，再生は良好）。	⑬
見当識	昨日の出来事と 1 週間前の出来事の順序が不確かで，日付・曜日も間違えていた。ここがどこかはわかっていたが，家の近所でときどき道に迷うとのこと。	⑭
判断力と問題解決	ゆっくり時間をかけて聞くと，答えてくれた。隣の家が火事になったら，消防署に通報すると答え，人参とジャガイモの共通点は，どちらも好きなもの，と答えた。	⑮
地域社会活動	展覧会に連れて行くと，笑顔がみられ，普通に振舞うが，自分からは行きたがらなくなった。言語障害と身体機能障害の影響が否定できない。	⑯
家庭状況および趣味・関心	趣味の切り絵や音楽をやりたがらなくなったが，一緒に行うと表情がよくなる。言語障害と身体機能障害の影響が否定できない。	⑰
介護状況	奨励が必要。	⑱

以上より，総合判定：（⑲　　　　　　）と判定。

事例 3　その後の経過

まず，かかりつけ医に相談。

臨床経過	58歳のときに，脳梗塞。2年前に再発作，右上下肢に軽い麻痺。その後2か月頃より，物忘れが目立つようになった。バリバリと働いていた人であったが，涙もろくなった。頭部外傷の既往はなし。
血管性危険因子	8年前から高血圧・糖尿病。
神経症候	脳神経所見：眼球運動障害なし。構音障害はあると思われる。嚥下障害なし。右上肢に軽い麻痺，感覚障害。右上下肢の腱反射の亢進，バビンスキー反射陽性。失禁は目立たない。

その後，専門医を受診。

精神症状	抑うつ状態
神経心理学的所見	・MMSEが19点と低いのは，言語機能障害のためと判断される（筆談では24点）。 ・記銘障害，時間の見当識障害が認められた。 ・失語症検査を施行した結果，軽度のブロカ失語状態であった。しかし，音楽に合わせて歌詞表出が可能であった。 ・透視立方体の摸写は拙劣であるが，パターンは保持されている。また，絵を描くことや，切り絵などの作業は，麻痺の影響を除外すると，比較的良好と思われる[50]。
MRI所見	・左脳の前頭葉，基底核領域に複数個所，脳梗塞の所見を認めた。 ・両側の海馬と脳全体の萎縮も認められた[51]。

問3　考えられる原因疾患は？

（⑳　　　　　　　　）

問4　ケアプラン上留意する点は？

A. 脳神経	① 薬物療法	基本的に専門医に相談する。 ㉑
	② 心理社会的介入	㉒
B. 身体面	① 合併症	㉓
	② ADL	㉔
C. 社会面	① 家族	㉕
	② 地域	㉖

50　左大脳の障害による失語に関してのリハビリ（言語療法），右大脳の保持能力（絵画や音楽）を活用した心理社会的介入が，神経学的に根拠があることがわかる。
51　海馬の萎縮がみられるからといって，アルツハイマー病とは限らない。海馬はきわめて弱い細胞集団で，脳の虚血でも細胞死を生じ，萎縮を引き起こす。アルツハイマー病に特徴的な神経原線維変化などは，内嗅皮質（海馬傍回）に始まるとされているので，海馬傍回の萎縮に注目するのも1つであるが，両者の鑑別にとって最も重要なことは，臨床的経過である。

事例4・Dさん　男性　80歳　　大学卒。妻・長男夫婦の4人暮らし

【相談内容】妻より

　10年前から高血圧のために通院中である。3年前頃から、夜寝ているときに突然大声をあげることがあったが、妻は「寝ぼけている」と思っていた。その頃より、少しずつ物忘れがみられるようになり、歩いていても転びやすくなった。一度頭を打ったが、意識消失はなし。昨年頃からさらに物忘れが進行し、家族で外食に出かけたことも忘れるようになった。日付の感覚もおかしくなり、ときどき道にも迷うようになった。お金の計算もできなくなった。それまで趣味にしていた将棋の仲間の集まりにも行かず、家の中でボーッと過ごすようになった。しかし、夕方になると、「嫁が夜になると隣の家に出かけてその旦那と会っている」と言うようになった。また、実際にはないのに、テレビの下に小さな子どもがいる、柱の所にヘビがいるなどといかにもリアルな話をするため、家族は気味が悪くなり疲れ果て、宗教家に相談しようかどうか悩んでいる。調子のよいときは、にこやかにしているなど、波がある。身体に麻痺はないのだが、手指の振るえや小刻み歩行のため、月に数回転倒することがある。そのため、着替えなどに時間がかかり、ときどき手伝う必要がある。昨日は、玄関の段差でつまずいてしまった。

問1　相談情報の整理と、それから予想されるCDR判定は？

　まず、相談情報を整理し、CDR予想を立てて①〜⑭を埋めよ。ただし、相談情報のみでは、不明の場合もある。

CDR項目	観察ポイント	相談情報から聴取できる要点	CDR予想
現疾患・既往歴	医療機関名、受診回数や方法、服薬は管理できるか。現在飲んでいる薬は何か。	①	
記憶	同じ話を繰り返さないか。さっきのことを覚えているか。大きな出来事を覚えているか。物忘れはいつ頃からか。	②	③
見当識	日付・曜日・時間の感覚。道に迷わないか。	④	⑤
判断力と問題解決	お金の計算、新聞やテレビの内容を理解しているか。会話はスムーズか。	⑥	⑦
地域社会活動	地域の中での役割が以前と比べどうか。地域の関わりはどうか。皆と会うのが億劫か。	⑧	⑨

家庭生活および趣味・関心	以前，行っていた趣味や興味のあったことが今はどうか。料理や掃除など家事はできているか。得意料理を作るのが億劫か。部屋の様子はどうか。	⑩	⑪
介護状況	排泄，更衣，身だしなみなどはどうか。化粧やひげそりなどはどうか。介護は受けているか。	⑫	⑬

となり，相談情報により（⑭　　　　　　）が疑わしいことがわかる。

問2　実際の訪問から得られた情報の整理と，総合 CDR 判定は？

　実際に訪問してみると，調子がよい様子で，ニコニコと答えてくれた。家族の話では，夕方になると「思い込みモード」にでも入るように，変なことを言い出すとのことである。

　面談内容は省略。訪問して得られた情報は既に整理してある。CDR 判定を行い，⑮〜㉑ を埋めよ。

項目	調査票の結果	CDR
記憶	先週家族と外食に出かけたことを覚えていない（エピソード記憶の枠組みの障害）。5単語は2回で覚えられたが，見当識を聞いた後，1つしか思い出せなかった。	⑮
見当識	今日の日付，曜日とも不確か。ここがどこかは，わかっている様子だが，ときどき家の近所で道に迷うとのこと。	⑯
判断力と問題解決	機嫌のいいときに聞くと，答えてくれた。隣の家が火事になったら，警察に電話すると答え，人参とジャガイモの共通点は，どちらも嫌い，と答えた。	⑰
地域社会活動	将棋仲間の集まりに行くことが億劫で，家の中でボーッと過ごすようになった。一緒に行くと，笑顔がみられるが，ひとりでは来られない様子。	⑱
家庭状況および趣味・関心	家の中でボーッと過ごすようになった。	⑲
介護状況	着替えに介助が必要であるが，身体機能のためと考えられる。	⑳

以上より，総合判定：（㉑　　　　　　）と判定。

事例4　その後の経過

　まず，かかりつけ医に相談。

臨床経過	3年前から物忘れ，転びやすくなり，緩徐進行性。昨年からひどい。頭部外傷の既往あり，意識消失はなし。
血管性危険因子	10年前から高血圧。

| 神経症候 | 脳神経所見：眼球運動障害，構音障害，嚥下障害ははっきりしない。嚥下障害なし。麻痺や感覚障害はないものの，両上肢に振戦，筋固縮が認められ，小刻み歩行も認められた。失禁は目立たない。 |

その後，専門医を受診。

精神症状	嫁が不義を働いているという妄想は，強い様子であった。
神経心理学的所見	・著明な近時記憶障害 ・時間・場所の見当識障害。 ・図形の模写は，透視立方体だけでなく，ダブルペンタゴンも不良。
MRI所見	・脳梗塞などは認められない。 ・脳全体の軽度萎縮が認められた[52]。
SPECT所見	後頭葉を含む，脳全体の血流低下を認めた。

問3　考えられる原因疾患は？

(㉒　　　　　　　)

問4　ケアプラン上留意する点は？

A. 脳神経	① 薬物療法	基本的に専門医に相談する。 ㉓
	② 心理社会的介入	㉔
B. 身体面	① 合併症	㉕
	② ADL	㉖
C. 社会面	① 家族	㉗
	② 地域	㉘

---

[52] 多彩な臨床症状のわりに，MRI所見がマイルドであることが，この疾患の特徴でもある。

事例5・Eさん　女性　63歳
大学卒，留学経験あり。1人暮らし。近くに兄と妹が住んでいる

【相談内容】妹より

　Eさんは，高学歴で留学経験もあり，英語が得意であった。また，清潔好きであった。結婚はせず，定年近くまで遠方の会社の管理職として働きながら1人で暮らしていた。特に病気はしたことがない。2年ほど前より，仕事の計画が上手く立てられなくなった。軽い物忘れもみられたが，本人は全く意に介さない様子であった。日付や場所の感覚は特におかしくはない。また，他人の小物を持ち帰るなど，近所とのトラブルで警察沙汰になることも出てきた。そのため，妹に連絡が入り，定年を待たずに地元に戻って暮らすことになった。意思疎通は可能であるが，表情があまりなく，言葉も単調になってきた。服装や髪型が乱れたままでも無頓着になった。自分がこうと決めた行動に関して，他人の意見を聞こうとしない。もともとEさんは優しい人だったのに，と兄妹たちも嫌になり，あまりEさんの家に行かなかった。久しぶりに家を訪ねてみると，家の中は散乱していて食事を作っている様子もなく，コンビニなどから買ってきたと思われる弁当の空き箱がたくさんあった。トイレットペーパーがトイレだけではなくドアの前などにいくつもいくつも重なっていることも気になった。また最近，近所で，配達された牛乳が飲まれてしまう事件があり，Eさんが飲んでいるとの情報もあった。

問1　相談情報の整理と，それから予想されるCDR判定は？

　まず，相談情報を整理し，CDR予想を立てて①～⑭を埋めよ。ただし，相談情報のみでは，不明の場合もある。

CDR項目	観察ポイント	相談情報から聴取できる要点	CDR予想
現疾患・既往歴	医療機関名，受診回数や方法，服薬は管理できるか。現在飲んでいる薬は何か。	①	
記憶	同じ話を繰り返さないか。さっきのことを覚えているか。大きな出来事を覚えているか。物忘れはいつ頃からか。	②	③
見当識	日付・曜日・時間の感覚。道に迷わないか。	④	⑤
判断力と問題解決	お金の計算，新聞やテレビの内容を理解しているか。会話はスムーズか。	⑥	⑦
地域社会活動	地域の中での役割が以前と比べどうか。地域の関わりはどうか。皆と会うのが億劫か。	⑧	⑨

家庭生活および趣味・関心	以前,行っていた趣味や興味のあったことが今はどうか。料理や掃除など家事はできているか。得意料理を作るのが億劫か。部屋の様子はどうか。	⑩	⑪
介護状況	排泄,更衣,身だしなみなどはどうか。化粧やひげそりなどはどうか。介護は受けているか。	⑫	⑬

となり,相談情報により(⑭　　　　　　)が疑わしいことがわかる。

問2　実際の訪問から得られた情報の整理と,総合CDR判定は？

　実際に訪問してみると,相談情報の通り,服装や髪型もきれいではなく,部屋も散乱していた。

　面談内容は省略。訪問して得られた情報は既に整理してある。CDR判定を行い,⑮〜㉑を埋めよ。

項目	調査票の結果	CDR
記憶	先週兄妹が訪問したことはよく覚えているものの,細かい情報は覚えていなかった(エピソード記憶の枠組みの保持)。5単語は1回で覚えられ,見当識を聞いた後,2つ思い出せた。	⑮
見当識	今日の日付や曜日,ここがどこかも正確に答えられた。家の近所で道に迷うこともなく,近くの温泉にどうやって行くかも正確に答えられた。	⑯
判断力と問題解決	川と用水路の違いは,自然の物か,人工の物かの違い,と答えた。借りてきた傘をなくしたら,どうしますかとの問いには,私はそんなことはしません,と話した。	⑰
地域社会活動	近所とのトラブルがある。	⑱
家庭状況および趣味・関心	家の中が弁当の空き箱,トイレットペーパーなどで,散乱している。	⑲
介護状況	服装や髪型に無頓着。	⑳

以上より,総合判定：(㉑　　　　　　)と判定。

事例5　その後の経過

　まず,かかりつけ医に相談。

臨床経過	2年前から行動障害,近所とのトラブル,警察沙汰。物忘れは軽い。緩徐進行性の経過。頭部外傷はなし。
血管性危険因子	特になし。
神経症候	脳神経所見：眼球運動障害や,構音障害・嚥下障害なし。麻痺・パーキンソニズム,感覚障害も目立たない。反射の左右差や異常反射,小刻み歩行,失禁も目立たない。

その後，専門医を受診。

精神症状	「我が道を行く」[53] 行動が顕著。
神経心理学的所見	・MMSE は 24 点で，教育歴を考慮すると正常値であった。 ・言語・空間認知の障害なし。透視立方体の摸写も良好。 ・遂行機能の軽度の成績低下を認めた。
MRI 所見	・脳梗塞などは認められない。 ・両側の前頭葉と側頭葉の萎縮が認められた。

問3　考えられる原因疾患は？
(㉒　　　　　　　)

問4　ケアプラン上留意する点は？

A. 脳神経	① 薬物療法	基本的に専門医に相談する。 ㉓
	② 心理社会的介入	㉔
B. 身体面	① 合併症	㉕
	② ADL	㉖
C. 社会面	① 家族	㉗
	② 地域	㉘

---

[53] 「我が道を行く」行動(going my way behavior)：反社会的あるいは脱抑制(disinhibition)とも称される本能のおもむくままのこの行動は，前方連合野から辺縁系への抑制がはずれた結果と理解できる。
本人は別に悪気はないが，欲しいから店先の羊羹を勝手にとって食べたり，勤務時間中にパチンコに行ったり，無賃乗車などといった反社会的行為，あるいは診察中に鼻歌を歌う，検査にまともに取り組まず自分のすきなようにいいかげんに答えるといった従来から考え不精(Denkfaulheit)と呼ばれてきた症状，診察中でも，気に入らない，あるいは関心が他に向くと勝手に出ていこうとする立ち去り行動(running away behavior)などの表現をとる。食行動の異常として甘い物をむやみに食べる場合がある。
(田邉敬貴．痴呆の症候学．医学書院，2000, p.50 より引用)

解答　事例問題解答集

事例 1

問 1
① CDR 0.5
② CDR 0.5
③ CDR 0
④ CDR 0.5
⑤ CDR 0
⑥ CDR 0.5

問 2
⑦ CDR 0.5
⑧ CDR 0.5
⑨ CDR 0
⑩ CDR 0.5
⑪ CDR 0.5
⑫ CDR 0
⑬ CDR 0.5

問 3
⑭ 軽度認知障害（MCI）

問 4
⑮ 5〜15％が毎年，認知症に移行することを理解，定期的な健診。

事例 2

問 1
① 近医に高血圧で通院中。薬の自己管理ができていない。
② 3年前から物忘れ，鍋を焦がすことあり。嫁に対しての妄想・作話の疑い。
③ CDR 0.5〜1
④ ゴミ出しの曜日を間違える。
⑤ CDR 0.5〜1
⑥ 買物の計算の間違い。
⑦ CDR 1
⑧ 生け花の会に行きたがらなくなった。
⑨ CDR 0.5

⑩ ゴミ捨て以外の家事をしたがらなくなった。買って来た生ものを冷蔵庫にしまえない。
⑪ CDR 2
⑫ CDR 1

問 2

⑬ 1週間前の娘夫婦が来たことをすっかり忘れており，お墓参りに行ったこともピンときていなかった。5単語は1回で覚えられたが，見当識を聞いた後，1つしか思い出せなかった。
⑭ CDR 1
⑮ 時間の見当識は，曜日だけでなく日付も不確か。ここがどこかはわかるものの，家の近くでときどき道に迷うことがある。田尻から鳴子への行き方をうまく説明できない。
⑯ CDR 1
⑰ 人参とジャガイモは，どちらもスーパーで買う物と答えた。借りてきた傘をなくしたら，弁償して謝ります，と答えた。
⑱ CDR 1
⑲ 生け花には行きたがらなくなったが，勧めれば何とかひとりで行くことができる。しかし，物忘れが強くて老人会の手伝いをやめた。
⑳ CDR 1
㉑ 部屋は散らかっており，冷蔵庫の中も賞味期限切れの食品が無造作に入っていた。
㉒ CDR 1
㉓ 洗顔や着衣に，家族による見守りが必要。
㉔ CDR 1
㉕ CDR 1

問 3

㉖ アルツハイマー病

問 4

㉗ ドネペジルの内服により，認知機能低下の進行を遅らせることができる。妄想や徘徊などが強い場合は，環境調整（人的・物理的）および，リスペリドンの内服の有効性が認められている(Shigenobu et al, 2002；Meguro, Meguro et al, 2004)。
㉘ 本人の生活歴を考慮した心理社会的介入，例えばAさんの場合，料理や生け花(目黒, 石崎ほか, 2003)。
㉙ 高血圧の管理。
㉚ ADL上は問題ない。

㉛ 妄想の対象になりかかっている嫁や，物忘れに対して怒りやすい夫へ，病気としての理解を勧めること，精神的支援。
㉜ 近所の友人や，スーパーへの対処など。

事例3

問1

① 近医に高血圧・糖尿病で通院中。現在もコントロール不十分。脳梗塞発作が2度。
② 2年前の再発作の2か月後より物忘れあり。言葉の問題のせいか？
③ CDR 0.5〜1
④ 今日が何月何日なのか，不確かになった。
⑤ CDR 0.5
⑥ 意欲も低下し，周囲への関心も消失。言葉の問題のせいか？
⑦ CDR 1〜2
⑧ 意欲も低下し，周囲への関心も消失。言葉の問題のせいか？
⑨ CDR 1〜2
⑩ ひげそりや着替えなども，自分からはしようとしない。
⑪ CDR 1
⑫ CDR 1〜2

問2

⑬ CDR 0.5
⑭ CDR 1
⑮ CDR 1
⑯ CDR 0.5
⑰ CDR 0.5
⑱ CDR 1
⑲ CDR 1

問3

⑳ 血管性認知症

問4

㉑ 抗血小板剤の内服により，脳卒中の再発率を低下させることができる。また，抑うつ状態にSSRI剤なども有効。
㉒ 本人の生活歴を考慮した心理社会的介入，例えばCさんの場合，切り絵や音楽。切り絵は，内面世界を投影する場合もあり，高齢者の理解に有用である（石崎，2000；2001）。音楽は心理的な安定だけでなく，ブロカ失語症に対

しての効果が報告されている（山口ほか，2003）。
㉓ 高血圧・糖尿病の管理。
㉔ 右上下肢の軽度麻痺に対するリハビリテーション。
㉕ 脳卒中後遺症の場合，みかけが重症でも内面の人格は保持されており，傷つきやすいことを，家族に理解してもらう。家庭生活における絵や音楽の活用など。
㉖ 絵画展や音楽会など。

事例 4

問 1
① 高血圧のために通院中。
② 3 年前から物忘れ。家族で外食に出かけたことも忘れる。
③ CDR 1
④ 日付の感覚もおかしくなり，ときどき道にも迷う。
⑤ CDR 1〜2
⑥ お金の計算もできなくなった。
⑦ CDR 1
⑧ 家の中でボーッと過ごすようになった。
⑨ CDR 0.5〜1
⑩ 家の中でボーッと過ごすようになった。
⑪ CDR 0.5〜1
⑫ 着替えをときどき手伝う必要がある。しかし身体機能のせいか？
⑬ CDR 1〜2
⑭ CDR 1

問 2
⑮ CDR 1
⑯ CDR 1
⑰ CDR 1
⑱ CDR 1
⑲ CDR 0.5
⑳ CDR 1
㉑ CDR 1

問 3
㉒ レビー小体型認知症

問4

㉓ レビー小体型認知症の場合，ドネペジルが幻視に対して有効であるという報告がある。夜間奇声に対して，クロナゼパムも有効。向精神薬は，副作用が出やすいので，あまり使わないほうがよい。
㉔ 本人の生活歴を考慮した心理社会的介入。例えばDさんの場合，将棋。
㉕ 高血圧の服薬管理
㉖ 抗パーキンソン病薬も症状に応じて検討する。
㉗ Dさんの幻視や夜間奇声が，レビー小体型認知症によるものであること，ゆっくり行えば本人ができること，波があることを家族に理解してもらう。また，自宅の段差の改修も検討してもらう。
㉘ 将棋仲間との集まりなど。

事例5

問1

① 特に病気はしたことがない。
② 2年ほど前から軽い物忘れあり。本人の自覚なし。
③ CDR 0.5
④ 日付や場所の感覚は特におかしくはない。
⑤ CDR 0
⑥ 他人の物を持ち帰るなど，社会的判断の障害。
⑦ CDR 2〜3
⑧ 近所の住民とのトラブルあり，警察沙汰も。
⑨ CDR 2
⑩ 家の中が弁当の空き箱，トイレットペーパーなどで，散乱している。
⑪ CDR 2〜3
⑫ 服装や髪型に無頓着。
⑬ CDR 2
⑭ CDR 1〜2

問2

⑮ CDR 0.5
⑯ CDR 0
⑰ CDR 2
⑱ CDR 2
⑲ CDR 1
⑳ CDR 1

㉑　CDR 1

問 3

㉒　前頭側頭型認知症

問 4

㉓　常同行動や攻撃性に対して，SSRI 剤の有効性が報告されている。
㉔　本人の生活歴を考慮した心理社会的介入。例えば E さんの場合，「英語を教える」役割を与えたところ，保健師に対して先生として楽しそうに振る舞っていた。
㉕　特になし。
㉖　特になし。
㉗　E さんの異常行動や人格変化が，前頭側頭型認知症によるものであることを，家族に理解してもらう。
㉘　E さんの異常行動や人格変化が，前頭側頭型認知症によるものであることを，近所に理解してもらう。

● コラム ●　**田尻式 CDR（野菜作り）**

　無関心なことは，なかなか覚えられないものです。このため地域の皆さんの知っているようなことで，認知機能を確認したいと思ったのが「田尻式 CDR（野菜作り）」作成のきっかけです。最初は，歴代の町長や，地域で記憶に残る大きな地震のような，誰もが覚えていそうなものを質問項目として検討しました。最終的には，多くの方が農業で生活している地域であることから，それらに関連する質問項目を選んでいきました。

　　　　　　　　　　　　　（大谷みち子）

　通常の心理検査のようにただ「いま何曜日ですか」と見当識を聞くよりも，「いまの季節の野菜は何ですか」，「その作物がとれるのは何月頃ですか」と聞くと，相手にプレッシャーを与えずにすみます。そうすると，最初は今が秋だと思っていた人が「ああ，春だったね。だって今は春キャベツが取れるもんね」というように，喜々として語ってくれ，「今日は，いっぱい話を聞いてもらって楽しかった」と，判定が終わることもあります。

　　　　　　　　　　　　　（目黒光恵）

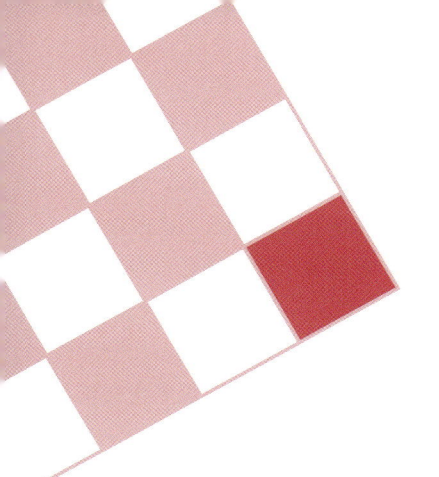

おわりに
認知症患者のQOL

　この本を通じて言いたかったことの1つは，地域在住高齢者が認知症かどうかの判定は，基礎知識と経験が豊富な保健・看護・介護スタッフがCDRを活用すれば，医師でなくてもある程度可能であること。もう1つは，認知症の原因疾患の診断には専門医の診察が必要不可欠であるが，専門医に提示すべき情報の整理にもCDRが有用なことである。このように，CDR判定は，相談を受けた高齢者の状態をどう判断するか迷ったときに情報を整理し，その後に専門医と協力して保健医療福祉の包括的マネジメントに乗せるべきツールとして，活用すべきということである。最後に，包括システムの基礎をなす考え方として，生活の質(QOL)について問題提起を試みたい。以下は，結論ではなく，筆者の所属する講座で議論してきた現時点の問題提起である。

　全人的な医療に関するキーワードとして，ほぼ定着した感があるQOLであるが，認知症に関してはQOLを否定する立場も少なくない。その論拠はおおむね1) QOL評価が困難で，エビデンスとして成立しにくいこと，2) QOLの概念は「主観的である」ことと，つまり「自分の人生は自分のもの」であること，の2点である。

　まず「評価困難性」についてである。筆者もその存在には同意する。主にアルツハイマー病を対象にさまざまな「QOL尺度」が考案されているが，使用してみると問題点が少なくない。「医療の科学化」が唱えられて以来，EBM[54]が重要視されている。もちろん筆者もエビデンスの重要性に同意する[55]が，大切なことは，多数例の検討に基づくエビデンスは，個々の患者へ「臨床的センス」を補強するためにこそ応用されるべきものであって，患者に対する臨床的行為を無に帰するための「詭弁」であってはならない，ということである。薬剤の場合，副作用も生じるので，統制されない

54　EBM：Evidence-Based Medicineの略。American Heart AssociationのStroke Councilで採用されているCookの分類によれば，Level 1は偽陽性($α$過誤)および偽陰性($β$過誤)の確率の低い無作為化割付試験からのデータ，Level 2は陽性($α$過誤)および偽陰性($β$過誤)の確率の高い無作為化割付試験からのデータ，Level 3は同時期のコホートとの比較による非無作為化研究からのデータ，Level 4は過去のコホートとの比較による非無作為化研究からのデータ，Level 5は逸話的な症例報告からのデータである。

55　筆者が行ってきた「大崎-田尻プロジェクト」(旧田尻プロジェクト)は，認知症の有病率や発症率などの大規模調査であるが，その基本にあるものは高齢者住民1人ひとりのCDR評価表に基づくていねいな観察である。有病率調査の際には，1人あたり1時間30分をかけてCDR判定を施行した。しかし，時間的に十分であったかというとそうではない。また，調査で発見された異常者に対する，鑑別診断と治療を含めた医療行為の受け皿を準備してから，調査を開始した。

デザインで得られたデータに関して懐疑的になることは，患者のためになる。外科手術のように侵襲の大きい治療法も同様である。しかし，心理社会的介入[56]に関しては，「有効性のエビデンスがないから行うべきではない」と結論づける発想は性急である。何故ならば，介入方法自体が現在検討中の場合が多いこと，アウトカムの評価が困難であること，特にQOLをアウトカムとして検討する場合，測定困難なだけでなく，QOLの意味から検討しなければならないこと，そして薬剤のような無作為割付試験のデザインが実践的にきわめて困難であるからである。そして，「エビデンスレベルが低いから行うべきでない」と結論づけてよいほど，保健医療福祉の現場で心理社会的介入が疑問視されるかというと，決してそうではない「臨床的センス」があるからである。

次に，「主観的であること」。もちろん，QOLは主観的な側面が強いものである。しかし，だからと言って「自分の人生は自分のもの」だけでは決してない。あえて非科学的な表現をすれば，「その人の人生は，神仏・祖先・家族・地域によって『生かされている』人生」であり，かけがえのない大切なものである。以下は旧・宮城県田尻町(現・大崎市)の実話である。

地域で飲食店を営む「Aおばさん」がいた。不幸にしてアルツハイマー病に罹患してしまい，物忘れが目立つようになった。常連の客たちは，最初，店の皿洗いを手伝い，次に家から野菜などの材料を持ち寄るようになり，そして「Aおばさん」と一緒に，料理をするようになった。「Aおばさんが料理をしていると，本人が本人らしい笑顔を見せてくれるだけではなく，俺たちも安心するから」。ということで，本人も「本人らしさ」を長い間保つことができた。このおばさんのQOLは，決して「Aおばさんのもの」だけではない。店の常連客にとっても，「馴染みの店におばさんがいること」が，AおばさんのQOLでもあったのである。もちろんこのような特殊な例は少ないし，「科学」としては普遍化できない。しかし，QOLの考え方としては意味があると考えられる。

本文の繰り返しになるが，専門医療の前に「○○療法」を行ったりして，病気の診断・治療が遅れることがあってはならない(例えていえば「右翼的」誤り)。一方，心理社会的介入はQOLを高める場合があるので，積極的に検討すべきである。「エビデンスがないからやらなくてよい」は，必ずしも正しくない(例えていえば「左翼的」誤り)。要するに，エビデンスに基づく専門医療を行ったうえで，個人の生活歴を考慮した心理社会的介入を検討すべきであるということである。

---

[56] もちろん回想法グループワークの場合，他の参加者に対する妄想反応が生じ得ることも，考慮すべきである。

謝辞

　この本をまとめるにあたり，以下の共同研究者との議論が参考になりました．ここに深謝します．

　田尻町スキップセンター（当時）の，木村悦子，大谷みち子，斉藤せい子，大森志津，浅野恭子，伊藤真紀，松浦広恵，田代史子，土屋恵美子の各位，東北大学大学院医学系研究科 高齢者高次脳医学研究室の，田中尚文，石川博康，葛西真理，山口智，石井洋，糟谷昌志，鈴木亮二，山崎英樹，中田江梨子，岡崎路子，大内義隆，佐々木由美，赤沼恭子，本田由紀子，鹿野英生，千葉正典，目黒光恵の各位．

引用文献

- 赤沼恭子, 目黒謙一, 橋本竜作, ほか. 最軽度アルツハイマー病患者の自由書字：地域在住高齢者の MMSE による検討. 高次脳機能研究 2004；24：360-367.
- American Psychiatric Association. Diagnostic and statistical manual of mental disorders, 3rd ed, revised(DSM-ⅢR). American Psychiatric Association, Washington DC, 1987.
- American Psychiatric Association. Diagnostic and statistical manual of mental disorders, 4th ed (DSM-Ⅳ). American Psychiatric Association, Washington DC, 1994.
- Carr DB, Gray B, Baty J, et al. The value of informant vs. individual's complaints of memory impairment in early dementia. Neurology 2000；55：1724-1726.
- Chan AS, Butters N, Salmon DP, et al. Comparison of the semantic networks in patients with dementia and aphasia. Neuropsychology 1995；9：144-186.
- Consensus conference. Differential diagnosis of dementing diseases. JAMA 1987；258：3411-3416.
- Corey-Bloom J, Thal LJ, Galasko D, et al. Diagnosis and evaluation of dementia. Neurology 1995；45：211-218.
- Daly E, Zaitchik D, Copeland M, et al. Predicting conversion to Alzheimer's disease suing standardized clinical information. Arch Neurol 2000；57：643-644.
- Erkinjuntti T, Inzitari D, Pantoni L, et al. Research criteria for subcortical vascular dementia in clinical trials. J Neural Transm 2000；59(Suppl)：23-30.
- Flicker C, Ferris SH, Reisberg B. Mild cognitive impairment in the elderly：predictors of dementia. Neurology 1991；41：1006-1009.
- Folstein MF, Folstein SE, McHugh PR. 'Mini-Mental State'：A practical method for grading the cognitive state of patients for the clinician. J Psychiatr Res 1975；12：189-198.
- Hashimoto R, Meguro K, Yamaguchi S, et al. Executive dysfunction can explain word-list learning disability in very mild Alzheimer's disease：The Tajiri Project. Psychiatr Clin Neurosci 2004；58：54-60.
- 橋本竜作, 鈴木　淳, 紺野佳織, ほか. 福祉施設入所アルツハイマー病患者に対する回想法グループワークの効果. 老年精神医学雑誌 2005；16：337-346.
- Ishii H, Meguro K, Ishizaki J, et al. Prevalence of senile dementia in a rural community in Japan：The Tajiri Project. Arch Gerontol Geriatr 1999；29：249-265.
- Ishizaki J, Meguro K, Ishii H, et al. The effects of group work therapy in patients with Alzheimer's disease. Int J Geriatr Psychiatr 2000；15：532-535.
- Ishizaki J, Meguro K, Ohe K, et al. Therapeutic psychosocial intervention for elderly subjects with very mild Alzheimer's disease in a community：The Tajiri Project. Alzheimer Dis Assoc Disord 2002；16：261-269.
- 石崎淳一. アルツハイマー病患者のコラージュ表現：形式・内容分析の結果. 心理臨床学研究 2000；18：191-196.
- 石崎淳一. コラージュに見る痴呆高齢者の内的世界：中等度アルツハイマー病患者の作品から. 心理臨床学研究 2001；19：278-289.
- Kasai M, Meguro K, Hashimoto R, et al. Non-verbal learning is impaired in very mild Alzheimer's disease (CDR 0.5)：Normative data from the learning version of the Rey-Osterrieth Complex Figure Test. Psychiatr Clin Neurosci 2006；60：139-146.
- Knopman DS, DeKosky ST, Cummings JL, et al. Practice parameter：diagnosis of dementia (an evidence-based review). Report of the Quality Standards Subcommittee of the American Academy of Neurology. Neurology. 2001；56：1143-1153.
- McKhann G, Drachman D, Folstein M, et al. Clinical diagnosis of Alzheimer's disease：Report of the NINCDS-ADRDA Work Group under the auspices of Department of Health and Human Services Task Force on Alzheimer's Disease. Neurology 1984；34：939-944.
- Meguro K, Hatazawa J, Yamaguchi T, et al. Cerebral circulation and oxygen metabolism

- associated with subclinical periventricular hyperintensity as shown by magnetic resonance imaging. Ann Neurol 1990 ; 28 : 378-383.
- Meguro K, Ueda M, Yamaguchi T, et al. Disturbance in daily sleep/wake patterns in patients with cognitive impairment and decreased daily activity. J Am Geriatr Soc 1990 ; 38 : 1176-1182.
- Meguro K, Yamaguchi T, Hishinuma T, et al. periventricular hyperintensity on magnetic resonance imaging correlated with brain ageing and atrophy. Neuroradiology 1993 ; 35 : 125-129.
- Meguro K, Ueda M, Kobayashi I, et al. Sleep disturbance in elderly patients with cognitive impairment, decreased daily activity and periventricular white matter lesions. Sleep 1995 ; 18 : 109-114.
- Meguro K, Yamaguchi S, Yamazaki H, et al. Cortical glucose metabolism in psychiatric wandering patients with vascular dementia. Psychiatr Res 1996 ; 67 : 71-80.
- Meguro K, Itoh M, Yanai K, et al. Psychiatric wandering behavior in dementia patients correlated with increased striatal dopamine D_2 receptor as shown by [^{11}C] YM-09151-2 and positron emission tomography. Eur J Neurol 1997 ; 4 : 221-226.
- Meguro K, Blaizot X, Kondoh Y, et al. Neocortical and hippocampal glucose hypometabolism following neurotoxic lesions of the entorhinal and perirhinal cortices in the non-human primate as shown by PET : Implications for Alzheimer's disease. Brain 1999 ; 122 : 1519-1531.
- Meguro K, Constans JM, Courtheoux P, et al. Atrophy of the corpus callosum correlated with white matter lesions in patients with cerebral ischaemia. Neuroradiology 2000 ; 42 : 413-419.
- Meguro K, Shimada M, Yamaguchi S, et al. Cognitive function and frontal lobe atrophy in normal elderly adults : Implications for dementia not as aging-related disorders and the reserve hypothesis. Psychiatr Clin Neurosci 2001 ; 55 : 565-572.
- Meguro K, LeMestric C, Landeau B, et al. Relations between hypometabolism in the posterior association neocortex and hippocampal atrophy in Alzheimer's disease : A PET/MRI correlative study. J Neurol Neurosurg Psychiatr 2001 ; 71 : 315-321.
- Meguro K, Ishii H, Yamaguchi S, et al. Prevalence of dementia and dementing diseases in Japan : The Tajiri Project. Arch Neurol 2002 ; 59 : 1109-1114.
- Meguro K, Yamaguchi S, Ishizaki J, et al. Neuropsycho-social features of very mild Alzheimer's disease (CDR 0.5) and progression to dementia in a community : The Tajiri Project. J Geriatr Psychiatr Neurol 2004 ; 17 : 183-189.
- Meguro K, Meguro M, Akanuma K, et al. Risperidone is effective for wandering and disturbed sleep/wake patterns in Alzheimer's disease. J Geriatr Psychiatr Neurol 2004 ; 17 : 61-67.
- Meguro K, Ishii H, Kasuya M, et al. Incidence of dementia and associated risk factors in Japan : the Osaki-Tajiri Project. J Neurol Sci 2007 ; 260 : 175-182.
- 目黒謙一,山口　智,土井智佳,ほか.痴呆症状をきたしうる薬物.綜合臨牀 1991 ; 40 : 2409-2410.
- 目黒謙一,松下正明,吉田亮一,ほか.アルツハイマー型老年痴呆(SDAT)と「ビンスワンガー型白質病変」：臨床病理学的検討.日本老年医学会雑誌 1994 ; 31 : 226-231.
- 目黒謙一,石井　洋.血管性痴呆の疫学問題：診断基準の問題点と神経基盤に関する考察.老精医誌 2003 ; 14 : 169-180.
- 目黒謙一,石崎淳一,石井　洋,ほか.痴呆性高齢者への脳・身体・社会面からの統合的アプローチ：医療と福祉の連携に基づくケアプラン作成の手引き.第4回日本痴呆ケア学会大会抄録集,2003,p.205.
- 目黒謙一.痴呆の臨床：CDR判定用ワークシート解説.医学書院,2004.
- 目黒光恵,石崎淳一,目黒謙一,ほか.重度アルツハイマー病患者に対する個別心理療法の試み：生け花を中心にした面接.第4回日本痴呆ケア学会大会抄録集,2003,p.223.
- Morris JC. The Clinical Dementia Rating (CDR) : current version and scoring rules. Neurology 1993 ; 43 : 2412-2414.
- Morris J, Storandt M, Miller JP, et al. Mild cognitive impairment represents early-stage Alzheimer disease. Arch Neurol 2001 ; 58 : 397-405.
- 野村豊子.回想法とライフレヴュー：その理論と技法.中央法規,1998.
- 大塚俊男,本間　昭,監修.高齢者のための知的機能検査の手引き.ワールドプランニング,

1991，pp.65-69.
- 音山若穂，新名理恵，本間　昭，ほか．Clinical Dementia Rating(CDR)日本語版の評価者間信頼性の検討．老精医誌 2000；11：521-527.
- Perry RJ, Hodges JR. Attention and executive deficits in Alzheimer's disease : a current review. Brain 1999；122：383-404.
- Petersen RC, Smith GE, Waring SC, et al. Aging, memory, and mild cognitive impairment. Int Psychogeriatr 1997；9：65-69.
- Petersen RC, Smith GE, Waring SC, et al. Mild cognitive impairment ; clinical characterization and outcome. Arch Neurol 1999；56：303-308.
- Petersen RC, Thomas RG, Grundman M, et al. Vitamin E and donepezil for the treatment of mild cognitive impairment. N Engl J Med 2005；352：2379-2388.
- Pohjasvaara T, Mantyla R, Ylikoski R, et al. Comparison of different clinical criteria (DSM-Ⅲ, ADDTC, ICD-10, NINDS-AIREN, DSM-Ⅳ) for the diagnosis of vascular dementia. Stroke 2000；31：2952-2957.
- Price JL, Morris JC. Tangles and plaques in nondemented aging and "preclinical" Alzheimer's disease. Ann Neurol 1999；45：358-368.
- Reisberg B, Ferris SH, de Leon MJ. Global Deterioration Scale (GDS). Psychopharmacol Bull 1988；24：661-663.
- Roman GC, Tatemichi TK, Erkinjuntti T, et al. Vascular dementia : Diagnostic criteria for research studies : Report of the NINDS-AIREN International Workgroup. Neurology 1993；43：250-260.
- 佐藤真理，目黒謙一，石崎淳一，ほか．Benton 視覚弁別検査による正常高齢者と初期 Alzheimer 病の鑑別．神経心理学 2001；17：62-68.
- Shigenobu K, Ikeda M, Fukuhara R, et al. Reducing the burden of caring for Alzheimer's disease through the amelioration of 'delusion of theft' by drug therapy. Int J Geriatr Psychiatr 2002；17：211-217.
- Tanaka Y, Meguro K, Yamaguchi S, et al. Decreased striatal D2 receptor density associated with severe behavioral abnormality in Alzheimer's disease. Ann Nucl Med 2003；17：567-573.
- Teng EL, Hasegawa K, Homma A, et al. The Cognitive Ability Screening Instrument (CASI) : a practical test for cross-cultural epidemiological studies of dementia. Int Psychogeriatr 1994；6：45-58.
- The ICD-10 Classification of Mental and behavioral Disorders : Clinical descriptions and diagnostic guidelines. ICD-10：精神および行動の障害．融　道男，中根允文，小見山実，監訳，1993，医学書院.
- 上田　敏．リハビリテーションの思想(第 2 版)．医学書院，2001.
- Ueda S, Okawa Y. The subjective dimension of functioning and disability : What is it and what is it for? Disabil Rehabil 2003；25：596-601.
- Yamaguchi S, Meguro K, Itoh M, et al. Decreased cortical glucose metabolism correlated with hippocampal atrophy in Alzheimer's disease as shown by MRI and PET. J Neurol Neurosurg Psychiatr 1997；62：596-600.
- 山口　智，石崎淳一，目黒謙一．重度失語症患者の歌唱：歌詞表出改善後の SPECT 所見．老年精神医学雑誌 2003；14：899-903.

索 引

あ 行

アルツハイマー型認知症の診断基準，DSM-Ⅳによる 41
アルツハイマー病 **38**, 52
——，脳血管障害を伴う 38
——，臨床症状をきたす前段階の 18
—— の CDR パターン 42
—— の記憶障害 24
—— の初期の記憶障害 13
—— の診断基準，NINCDS-ADRDA による 40
意味記憶 23
意味的記憶ネットワーク(Semantic Network) 26
医療連携 53
うつ状態 19
エピソード記憶 23
——，近時 24, 40, 45

か 行

介護状況 28
外傷性認知症状態 14
回想法 38, 70
海馬の萎縮 39, 71, 74
かかりつけ医 5, 63
家庭生活および趣味・関心 27
観察法 15
観念運動失行 28
観念失行 28
記憶 23
近時エピソード記憶 24, 40, 45
軽度認知症 21
軽度認知障害(MCI) 14, 15, 21, 49
—— の Petersen 基準 50
—— の概念 49
血管性危険因子 52, 53
血管性認知症 38, **41**, 52
—— の診断基準，NINDS-AIREN による 43
幻覚 19
健康日本 21 54
言語障害 47
見当識 25
見当識訓練 38, 70
見当識障害，時間の 25
健忘症 20
高次脳機能障害 14

行動異常 47
語義失語 47
国際生活機能分類(ICF 2001) 27
言葉による促し 28

さ 行

作業記憶 27
錯乱 19
視空間性機能 20
失禁 29
実行機能 28
質問法(いわゆる心理検査) 15
社会参加(participation) 27
社会生活の水準低下 20
社会適応能力 20
社会的判断 26
重度認知症 22
常同行動 47
奨励 28
神経変性疾患 14
身体介助 28
心理検査 14
心理社会的介入 27, 38, 52, 74
遂行機能 28, 41, 51
睡眠の障害 19
生活機能(functioning) 27
生活支援 53
生活習慣 52
精神疾患の診断と統計のためのマニュアル・改訂第3版および第4版(DSM-ⅢR, DSM-Ⅳ) 18
前頭側頭型認知症 38
前頭側頭葉変性症 47
前脳基底部健忘 25
せん妄 19
専門医に紹介する情報の整理表 11, 55
相談情報の整理表 5, 55

た 行

田尻式 CDR(野菜作り) 32
——，地域社会活動の質問項目 34
田尻プロジェクト 12, 16, 51, 52, 87
田中ビネー式知能検査 14
多発梗塞性認知症の CDR パターン 44
地域社会活動 27
地誌的記憶の障害 25, 59
着衣失行 29

注意力 51
中等度認知症 22
治療的ニヒリズム 37
陳述記憶 23
手続き記憶 23
ドネペジル 39, 64

な 行

日常道具の使用能力 28
認知症状態 18
認知症の診断基準 18
認知症の定義 13
脳全体の萎縮 39

は 行

パーキンソニズム 39, 47
白質病変 44
判断力と問題解決 26
被害の感情 70
被害妄想 70
皮質下血管性認知症 **43**, 53
—— の CDR パターン 46
—— の診断基準 45
ピック病 47
包括的介入 37
包括的ケアプランの要点の整理表 11, 55
方向性定位障害 25, 59
訪問調査票 6, 22, 55

ま 行

道順障害 25, 59
無意味図形 51

や 行

夜間せん妄 19
薬剤せん妄 19
薬物的介入 52

ら 行

リスペリドン 39
臨床的認知症尺度(CDR) 16
—— の判定表 9, 17, 55
レビー小体型認知症 38, **46**

わ 行

ワーキングメモリー　27
「我が道を行く」行動　80

英 文

ADAS(Alzheimer's Disease Assessment Scale)　14, 51
Benton 視覚弁別課題　51
Bio-Psycho-Social なモデル　9
CASI(Cognitive Abilities Screening Instrument)　26, 62
CDR(Clinical Dementia Rating)　16
――の判定表　**9**, 17, 55
CDR 0　21
CDR 0.5　18, **21**, 49
CDR 1　21
CDR 1+　37
CDR 2　22
CDR 3　22
CDR 各群のイメージ　21
CDR 判定ルール　29
DSM-ⅢR　18
DSM-Ⅳ　18, 39
EBM(Evidence Based Medicine)　87
GDS(Global Deterioration Scale)　49
going my way behavior　80
IADL(Instrumental Activities of Daily Livings)　28, 41, 51
MCI(mild cognitive impairment)　14, 15, 21, 49
――の Petersen 基準　50
――の概念　49
MMSE(Mini-Mental State Examination)　4, 15, 51
MRI(Magnetic Resonance Imaging)　37, 71
NINCDS-ADRDA　38
NINDS-AIREN 基準　42
PET　39, 71
QOL　52, 87
Rey 複雑図形　51
SPECT　39
SSRI 剤　47
Wechsler 記憶検査(WMS-R)　14
Wechsler 知能検査(WAIS-R)　14